U0141162

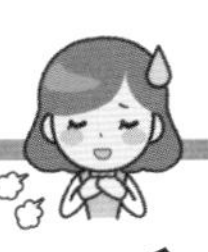

自律神經失調全圖解

自律神経 今日から整う！
医学部教授が教える最新1分体操大全

壓力大才是主因！
一本真正改善失調症狀的修復全書

小林弘幸——著 游韻馨、劉格安——譯

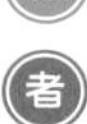
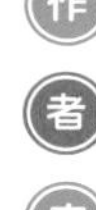

每天花一分鐘做操，有效改善自律神經

「總覺得身體不太舒服」、「睡得不太好」、「身體很沉重」、「總是很疲勞」、「一直便祕」、「經常拉肚子」、「胃不太舒服」、「感到暈眩」、「有點憂鬱」、「心悸」、「難以吞嚥食物」……。

出現這些不適症狀時，只要去醫院看診找出原因，就能夠接受治療。然而，其中也有不少的情況是明明身體明顯地不舒服，卻找不出任何異常。

找不出不舒服的原因，反而會使人更加焦慮。有時甚至因為得不到旁人的理解，暗自感到痛苦難耐。不知道在各位讀者之中，是不是也有很多人有這樣的經驗呢？

這些不適症狀絕對不是「錯覺」，也絕不可能靠「心態」來治癒。**即使去醫院也找不出原因的身體不適，據信很多都是「自律神經失調」所造成。**

由於最近經常在電視或雜誌上有專題報導，因此應該每個人或多或少都聽過「自律神經」一詞。所謂的自律神經，就是**在與自我意志無關的狀態下控制身心運作的神經**，在我們的生命維持上扮演著非常重要的角色。舉例而言，即使平常沒有特別意識到，卻能夠呼吸或維持心跳，全都得歸功於自律神經。

自律神經是藉由控制內臟或血管的運作，來維持全身的健康。然而，由於自律神經非常敏感，因此往往會因為一些小事就無法正常運作。如此一來，**內臟與血管就無法順利運作，導致全身上下出現各種毛病，無法保持身心健康，這就是所謂的「自律神經失調的狀態」**。

雖然「現代人活在壓力社會」的說法已經流傳許久，但是近年來，我們承受的壓力比以往還要增加許多。舉例而言，隨著電腦與智慧型手機的普及，數位化在轉眼間就有了大幅的進展。面對從類比社會到數位社會的劇烈變化，我們只能被時代的洪流吞噬，沒有選擇的餘地，結果就是，一天到晚受到大量的資訊轟炸，內心連喘口氣的時間也沒有。

在企業組織中，由於效率的提升，我們受到強烈要求，必須持續地提出成果。另外，相信也有不少人是因為經濟不景氣而失業，或對轉換跑道感到憂慮吧。

隨著社會逐漸高齡化，也有很多人因為擔心照護問題、與家人之間的關係、孤獨感或經濟上的焦慮而感受到壓力。

除此之外，在二〇二〇年時，我們也面臨到新的壓力來源，那就是新型冠狀病毒感染症。眼睛看不見的未知病毒四處散播，讓人每天都活在不知道何時會輪到自己的恐懼中。此外，在自我約束的自肅生活中，無法隨心所欲地與人交流，也經常令人感到難以言喻的寂寞。

上述的壓力是導致自律神經失調的最大原因，會對身心健康造成莫大的影響。出現的不適症狀因人而異，從「無法熟睡」、「身體虛寒」、「腦袋昏昏沉沉」、「手腳麻痺」等身體上的症狀，到「焦慮不安」、「心煩氣躁」、「沮喪失落」等精神上的症狀都有。如果你莫名感到不太舒服，恐怕就是「自律神經失調」在作祟。

可惜的是，這些身體不適的症狀無法光靠醫院的治療來解決，因為幾乎沒有一種治療法可以校正紊亂的自律神經。當然，由於可以進行對症治療，因此前往醫院而非咬牙忍耐是很重要的，但只要沒有消除最根本的原因，也就是自律神經失調，那麼即使症狀一度治癒，還是很有可能一再復發。**想改善原因不明的身體不適，「重整自律神經」是關鍵。**

因此，想請各位務必一試的，就是本書介紹的「自律神經一分鐘體操」。這套自律神經一分鐘體操，是我與指導過許多頂尖運動員的末武信宏醫師，共同攜手開發的最新運動法。雖然每一種都是非常簡單的動作，但每個動作都從解剖學、運動生理學以及自律神經學的角度徹底研究過，並且全都使用自律神經測定裝置確認過實際效果，確實有用。這是自律神經重整效果經過科學證明後，於世界首創的全新運動（正式名稱為細胞運動）。

請看下頁圖片，這是在進行頁六八介紹的「全身伸展」運動之前與之後，自律神經運作狀態的變化圖。中間的圖上橫軸是交感神經（讓身心運作變活絡的自律神經），縱軸是副交感神經（讓身

實施「全身伸展」前後的自律神經變化

自律神經 1 分鐘體操「全身伸展」

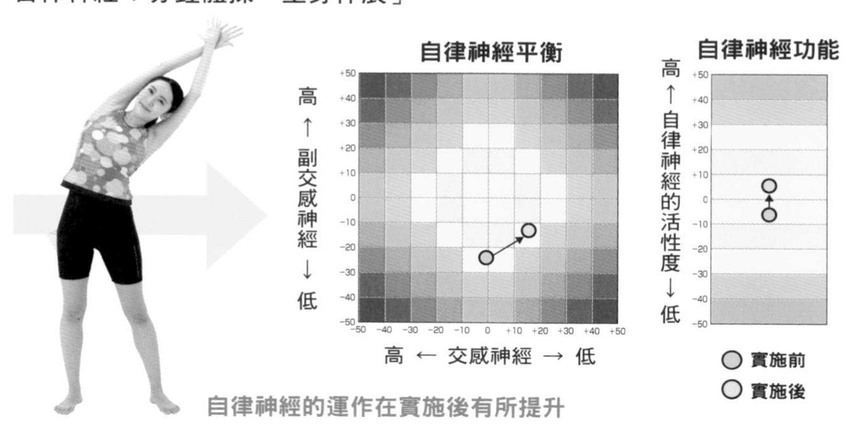

心運作放鬆下來的自律神經）。右圖呈現的是自律神經功能的活性度。

從圖中可以看出，**在做完自律神經一分鐘體操後，會提升交感神經與副交感神經的運作，平衡得到改善，也提升了自律神經功能的活性度。**

實際上，很多人在做完自律神經一分鐘體操後，似乎都會感受到「心情很舒暢」、「身體暖和了起來」、「可以睡得很沉」等改變。除此之外，也有很多人隨著持續的期間變長，逐漸改善困擾多年的身心失調。也有很多人開心地向我回饋：「變得比較不容易累」、「情緒變比較穩定」、「解決嚴重的便祕問題」、「變得積極正面」、「高血壓降下來了」、「腰痛改善了」。

話雖如此，或許也有很多人會說「我不喜歡運動」、「我身體不舒服，實在不想運動」，不過請放心，本書介紹的體操都是非常簡單的運動，「一次一分鐘左右」即可完成，因此無論男女老幼都能夠輕鬆做到。

此外，為了讓忙碌或懶散的人們也能輕易實踐，本書在介紹體操的編排上，分成早、中、晚，方便融入日常生活中。不僅不需要工具，也不會像吃藥一樣有副作用，而且效果已經過實證。任何人都能輕鬆且立即重整自律神經。

除此之外，本書也會談及重整自律神經的生活習慣，而且從自律神經相關的基礎知識乃至具體的重整方式，本書是能夠同時得到理論與實踐的不二選擇。如果本書的內容能夠成為一個契機，幫助各位改善原因不明的身體不適，每天過著健康快樂、活力十足的生活，那將令我感到無上的喜悅。

順天堂大學醫學院教授　**小林弘幸**

改善高血壓、高血糖，提升免疫力！

減緩老化、強化心理健康！

自律神經1分鐘體操

可以期待的十大效果

效果 1

改善血液循環

進行自律神經 1 分鐘體操時，必須一邊緩慢地深呼吸一邊進行。由於採用腹式呼吸時，橫膈膜會大幅移動，因此能夠有效率地刺激到集中在周圍的自律神經，進而強化副交感神經（放鬆身心運作的自律神經）的作用，使得血管擴張，促進全身的血液循環。

效果 2

消除便祕

自律神經具有控制腸道活動的功能，因此一旦失去平衡，腸道活動會變差且導致便祕。1 分鐘體操能透過調整自律神經的平衡，促進腸道蠕動，進而幫助消除便祕。此外，重整自律神經以後，腸道環境也會改善，對於調整下痢體質也會有很好的效果。

效果 3

提升免疫力

血液中的白血球負責掌管免疫力，並分為「顆粒球」與「淋巴球」，由自律神經來控制兩者的平衡。自律神經重整後，白血球的平衡也會改善，進而提升免疫力。此外，有許多免疫細胞存在的腸道環境經過重整以後，也有助於提升免疫力。

效果 4

減緩老化

副交感神經的運作在 20 幾歲時會達到高峰，之後大約每 10 年會衰退 15%。副交感神經的運作一旦衰退，將導致血管收縮，血液循環變差，造成皮膚、頭髮、體型等外觀衰老，或大腦、內臟的功能衰退。藉由自律神經 1 分鐘體操能改善血液循環，有助於預防老化所帶來的各種變化。

效果 5

改善高血壓、高血糖

若藉由自律神經 1 分鐘體操強化副交感神經的運作，能使血管舒張，進而降低血壓。由於自律神經會與荷爾蒙的運作相互協調，以便調節身體狀態，因此重整自律神經會促進胰島素分泌，具有降低血糖值的作用，也有助於改善高血糖。

效果 6

提升睡眠品質

我們身體的睡眠機制，是從活動模式切換到休息模式，也就是從交感神經占優勢的狀態，切換到副交感神經占優勢的狀態。如果在就寢前做自律神經 1 分鐘體操，自律神經就能順暢地切換，使人更容易入睡，同時也會睡得更加深沉。

效果 7

改善心理健康

一旦感受到緊張或壓力，呼吸就會變得淺又快。如此一來，將會陷入自律神經紊亂，掉入負面情緒的惡性循環中。由於血液循環變差，身體也無法順暢活動，因此表現也會變差。自律神經重整後，大腦與身體的血液循環會變好，心情會比較穩定，比較能夠應付緊張或壓力，也可以期待表現有所提升。

效果 8

預防失智症

當腦部血液循環不足時，容易導致失智症的病因物質，也就是乙型類澱粉蛋白的堆積，提高失智症的發病風險。若藉由自律神經 1 分鐘體操改善血液循環，也能促進腦部的血液循環，預防上述病因物質的堆積。此外，提升血液循環不僅能把氧氣送進大腦、活化腦神經細胞，也有助於預防失智症。

效果 9

健康的減重

在肥胖的原因中，有一項是「血液循環不佳」。血液循環不佳會導致原本應該成為熱量來源的營養被堆積起來，變成內臟脂肪或皮下脂肪。重整自律神經可以改善血液循環，提高基礎代謝（休息時的熱量消耗），即使不採行極端的飲食限制或運動，也能打造出易瘦體質。

效果 10

消除體寒、肩頸僵硬

體內產生的熱會隨著血液循環移動，使體溫保持在一定的溫度。身心緊張時，血管會收縮且血液循環會變差，並阻礙體溫的移動，導致身體虛寒。此外，老廢物質不易被排出體外，也是構成疲勞或肩頸僵硬的原因。重整自律神經可以改善血液循環，因此有助於消除體寒、疲勞或肩頸僵硬。

實證

試做 **自律神經1分鐘體操** 後，
成功提升
交感神經與副交感神經
的運作

心臟跳動所產生的心率有細微的震動，目前已知那種震動與自律神經（掌管血管或內臟的功能，且不受意志控制的神經）深刻相關。而「自律神經計測系統」（由 Biocom 科技公司製作）就是利用這一點，讀取並分析心率波形的細微震動，即可調查自律神經的運作狀態。

利用這套系統測量做 1 分鐘體操前後 5 分鐘的結果，證實能活化自律神經的功能，並提升交感神經與副交感神經的運作。

順天堂大學醫學院兼任講師
榮診所院長　**末武信宏** 醫師

交感神經與副交感神經都維持在高水平的狀態下平衡運作，是自律神經最理想的狀態。本書中介紹的「自律神經 1 分鐘體操」皆經過驗證，實施後能將自律神經的平衡重整至高水平狀態，並具有大幅活化自律神經功能的效果。由於是從多次研究與試驗證實有效的體操中，精挑細選出容易實施且效果特別顯著的動作來介紹，因此請務必養成每天做操的習慣，幫助自己改善原因不明的不適症狀。

做完**1分鐘體操**的**5分鐘**後，測量自律神經的運作狀態

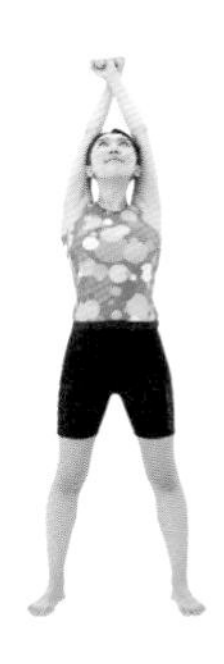

自律神經 1 分鐘體操

手腕緊貼轉動上身

手腕交叉固定後，一邊用手掌做出石頭、布，一邊大幅度轉動身體，左右各 1 圈。

詳細動作請見頁 74

做完上方的**手腕緊貼轉動上身**後，自律神經的變化

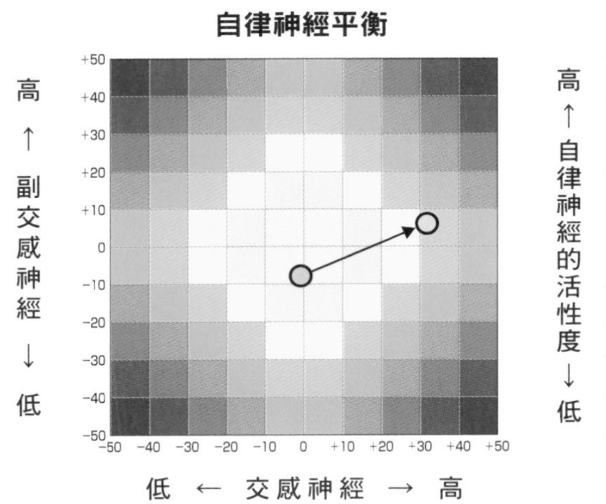

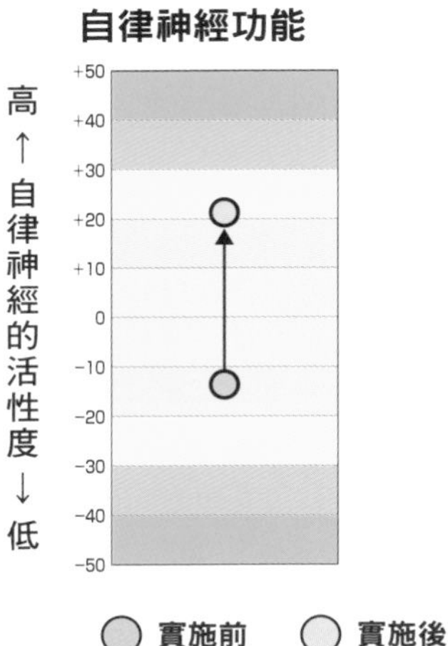

做完體操後，**交感神經與副交感神經的運作提升**，自律神經重整至高水平狀態。

目次

2 **作者序** 每天花一分鐘做操，有效改善自律神經

8 **自律神經一分鐘體操可以期待的十大效果**

10 【實證】試做自律神經一分鐘體操後，成功提升**交感神經與副交感神經**的運作

第1章

疲勞、心情低落、查不出原因的身體不適，
很有可能是因為自律神經失調

18 「早上起床很痛苦」、「身體總是很倦怠」、「容易緊張」、「擔心的事情很多」，
這些都是**自律神經紊亂的徵兆**

20 出現「吞嚥困難」、「長期便祕」、「睡不著」、「身體疼痛」、「嚴重疲勞」等症狀，
代表自律神經嚴重失調

22 現代社會的**生活型態變化激烈，引發各種身心不適**

25 **感染新冠肺炎的症狀與後遺症**，以及**接種疫苗的副作用**，也與自律神經相關

27 偏激的減肥法、上網搜尋疾病症狀、社交倦怠症等，**導致自律神經失調，罹患身心症的患者大幅增加**

29 **自律神經可讓你神采奕奕、勇往直前**，也能讓你頻頻失敗、悶悶不樂

第2章

目前是否承受極大壓力？
一起來檢測你的自律神經

32 透過測驗，**了解你的自律神經是否正常**

36 善用檢測表，**能推測出自律神經是否失調**

38 可了解抗壓程度的「壓力耐受度判定表」
40 不可輕忽的生活大小事！打亂自律神經的「壓力強度排行榜」

第3章

自律神經控制呼吸、免疫、吞嚥等功能，也能預防癌症、失智及憂鬱，是擊退百病的關鍵

42 自律神經掌管三十七兆個細胞功能，也控制脈搏、體溫與荷爾蒙分泌
44 自律神經的理想狀態是平衡發揮作用，可惜許多人因交感神經旺盛，處於不穩定狀態
46 自律神經會在固定時段切換，早上及白天是交感神經，晚上則是副交感神經居優勢
48 許多人因憂慮、壓力、疲勞導致自律神經失調，甚至引發癌症、心臟病或憂鬱症
50 自律神經紊亂加速老化，使斑點、皺紋、掉髮等情形變嚴重
52 自律神經平衡，可消除不安和倦怠感，改善失眠、便祕、暈眩等症狀
54 強化內臟功能及血液循環，避免肥胖、老化及失智症
56 自律神經平衡可提升免疫力，有助於預防新冠肺炎及後遺症
58 提升工作和運動表現，強化專注力，減少錯誤

第4章

緊張不安時可做慢呼吸，幫助調節自律神經

60 緊張不安時就做慢呼吸，可穩定自律神經
62 一起來做慢呼吸
64 慢呼吸可活化副交感神經，嘆氣也能有效減輕壓力

第5章

五種自律神經一分鐘體操，站著就能放鬆全身，提神醒腦！

自律神經1分鐘體操

66 伸展背部深呼吸
早上起床做一分鐘，放鬆僵硬的肩胛骨附近肌肉，調節自律神經

68 全身伸展
放鬆僵硬的肩膀與腰部肌肉，促進血液循環，喚醒身心

70 扭腰跳躍
腸道與自律神經密切相關，只要刺激腸道，就能排便順暢

72 胸廓放鬆
擴張胸廓，使呼吸順暢，活化大腦與自律神經

74 手腕緊貼轉動上身
大幅轉動全身，可刺激全身肌肉，並調節自律神經

76 專欄Q&A

第6章

白天壓力較大，空檔時在椅子上做操，效果也很好！

自律神經1分鐘體操

78 坐姿輕按頭部
在工作空檔重振精神！重拾冷靜態度，提升專注力

80 坐姿搖動手腕
利用搖動舒緩緊張，是調節自律神經的最新放鬆法

82 坐姿轉動頸部
休息時做此動作，可重整自律神經，消除疲勞與倦怠感

84 坐姿伸展手臂
能立刻舒緩因壓力造成的身體緊繃，有助於冷靜完成工作

86 坐姿搖膝蓋
立刻消除下肢疲勞、水腫和倦怠感，也能調節自律神經

88 專欄Q&A

第7章 睡前躺在床上做操，就能一覺到天亮！

自律神經1分鐘體操

90 躺姿扭轉 感到焦慮無法入眠時，此動作可放鬆身心，一覺到天亮

92 躺姿搖晃骨盆 自律神經通過脊椎，可調整脊椎並放鬆身心，讓你在隔天起床時神清氣爽

94 躺姿放鬆脊椎及肩胛骨 躺在地上，做出「向前看齊」的姿勢後放鬆，即可進入深層睡眠

96 躺姿放鬆全身 收縮與放鬆全身肌肉，可消除一整天的疲勞，並達到療癒的效果

98 專欄Q&A

第8章 早上喝水、放慢步調生活，是維持自律神經平穩的關鍵

100 從早上起床到晚上入眠！調節自律神經的**全日紓壓行程表大公開**

106 **❶遭遇陌生事物**、**❷趕時間**、**❸沒自信**、**❹身體不適**、**❺環境惡劣**等狀況，易使自律神經失調，需做好因應對策

108 自律神經失調時，**找出不安的原因**，就能大幅減少焦慮

110 **放慢動作能避免自律神經失調**，以比過去慢一半的速度做事吧！

112 **心裡愈著急，動作就要愈慢**，才能穩定自律神經

第9章 改善便祕、腰痛等問題，最有效的自律神經一分鐘體操

自律神經1分鐘體操
114【便祕】左右轉動骨盆 針對腸道深處作用，促進腸道蠕動
116【小腹突出】深呼吸後深蹲 促進血液循環、提升代謝、燃燒脂肪
118【肩膀痠痛】挺胸手肘上下 有效舒緩僵硬的肩胛骨周邊肌肉
120【腰痛】全身向前伸展 舒緩緊繃肌肉，減輕腰部負擔
122【腳部疲勞&浮腫】轉動腳踝 一次舒緩足關節、膝關節及髖關節
124【手腳冰冷】上下活動腳跟及趾尖 促進循環遲滯的下肢血流，溫暖全身
126【提不起勁】扭腰甩手 增加血流，讓大腦與身體煥然一新
128 專欄Q&A

第10章
見證者不斷！
每天做操，失眠、高血壓、腰痛都好了！
130 實例❶ 改善便祕及腹脹感，血壓也下降許多，更無須再吃降壓藥（88歲，女性）
132 實例❷ 因工作和育兒的壓力，導致暈眩、失眠，開始做操後，問題都改善了！（35歲，女性）
134 實例❸ 做操後改善三十年來的腰痛，現在六十五歲的我，也沒有三高問題（65歲，男性）
136 實例❹ 累積壓力時做操，效果最好，會感覺身體變輕盈、身心放鬆（42歲，男性）
138 實例❺ 因長年久站而腰痛，雙腳也很浮腫，做操後腰能伸直、身體也溫暖了（48歲，女性）

140 後記 調整好自律神經，就能過好每一天

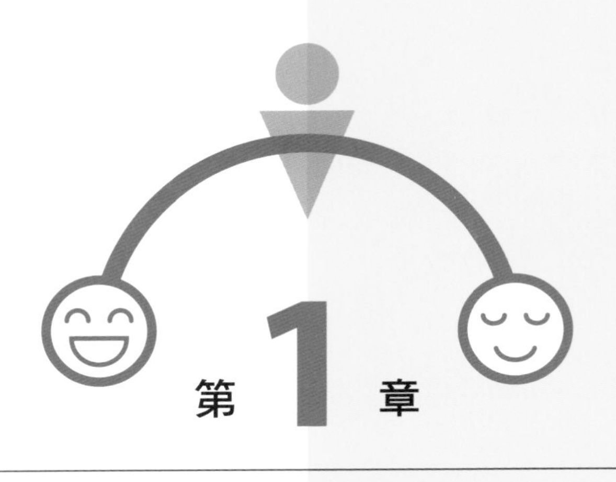

第1章

疲勞、心情低落、查不出原因的身體不適，很有可能是因為自律神經失調

「早上起床很痛苦」、「身體總是很倦怠」、「容易緊張」、「擔心的事情很多」，這些都是自律神經紊亂的徵兆

「睡覺也無法消除疲勞」、「身體倦怠，早上很難起床」、「總是很緊張焦慮」、「擔心的事情很多」——隨著年齡增長，這樣的煩惱也逐漸增加。或許有很多人認為是「年紀大了的關係」，但據信這些症狀其實是自律神經（掌管血管或內臟的功能，且不受意志控制的神經）紊亂所造成的。

自律神經可以分成兩種，一種是活動時比較活躍的「交感神經」，一種是休息時比較活躍的「副交感神經」。若兩種自律神經平衡運作身體就能保持在最佳狀態，但由於自律神經非常纖細敏感，因此日常生活中的一點小事就能打亂自律神經。

比方說，心理壓力就非常輕易能打亂自律神經。不規則的生活習慣、生活環境的變化、睡眠不足、季節變換、更年期、氣壓的變化、炎熱、寒冷、濕氣、電腦或過度使用手機等，也都是打亂自律神經的原因。

自律神經的平衡容易隨著年齡增長而變亂，這是因為副交感神經的運作會隨著年紀逐漸衰退。

由於有這麼多可能導致自律神經紊亂的原因，所以也有不少人的自律神經在不知不覺中失去平衡。

自律神經具有連接大腦與身體，控制血管或內臟運作，並統整體內環境的功用，因此一旦自律神經失調，身體的各部位就會產生不適，對身心造成負面影響。症狀因人而異，除了前述的不適之外，容易疲勞、倦怠感、頭部沉重感、暈眩、胃部不適感、食慾不振、專注力下降、心情低落等症狀都很常見（詳見頁二二）。

在各位讀者中，恐怕也有很多人有這樣的經驗吧？明明身體不舒服，去醫院卻檢查不出什麼特別的異狀。或許也有很多人身體莫名不適，卻認為是「上了年紀的關係」而不去看醫生。

其實這類原因不明的不適症狀，大部分都是自律神經紊亂所呈現出來的跡象。

出現「吞嚥困難」、「長期便祕」、「睡不著」、「身體疼痛」、「嚴重疲勞」等症狀，代表自律神經嚴重失調

若出現「吞嚥困難」、「長期便祕」、「睡不著」、「身體疼痛」、「嚴重疲勞」等症狀，很可能是自律神經嚴重失調，一定要儘早因應改善。

以「吞嚥困難」為例，大多數患者主訴的症狀是「有東西堵住喉嚨的感覺」、「喉嚨有壓迫感」。將食物送進口中咀嚼吞下的行為稱為「進食、吞嚥」。進食、吞嚥是利用肌肉運動，將食塊從喉嚨送進食道，分以下五階段進行：①確定為食物後將其送入口中；②咀嚼咬碎食物，混入唾液，做成容易吞嚥的食物塊；③利用舌頭將食物塊送進喉嚨；④為了避免誤嚥，先關閉氣管入口與鼻腔通道，再將食塊由喉嚨送進食道；⑤透過重力和肌肉收縮的蠕動，將食物塊送進胃部。

平時我們進食、吞嚥絲毫不覺得費力，或許根本沒想到需要由這麼多器官、肌肉與神經一起合作才能完成，可說是十分精密的一連串動作。自律神經是順利完成進食、吞嚥行為的神經之一。由於這個緣故，自律神經失調將影響進食、吞嚥的過程，讓人無法順利吞下食物。自律神經還有控制唾液分泌的作用，一旦唾液量減少，會使喉嚨感覺不舒服，產生壓迫感。

除了進食、吞嚥之外，「腸道」功能也很容易反映心理狀態。食物在腸道裡也是藉由腸道蠕動慢慢往肛門移動，腸道蠕動是由自律神經控制的肌肉運動之一。交感神經（活化身心運作的自律神經）旺盛，腸道蠕動就會停滯；副交感神經（讓身心放鬆的自律神經）活躍，腸道蠕動就能順利運作。由於這個緣故，**自律神經受到不安和緊張等情緒影響而失調時，腸道就會停止蠕動或過度蠕動，引起便祕或腹瀉。**

重點在於，若自律神經失調卻置之不理，症狀就會日益嚴重，甚至引發其他症狀。自律神經與身體各部位和功能緊密相關，而且身體各部位與功能互相連動，只要其中之一出問題，就會對其他造成負面影響，最後就會導致身體狀況不佳，影響日常生活。因此，改善自律神經失調才是關鍵重點。

現代社會的生活型態變化激烈，引發各種身心不適

前陣子全球大爆發的新冠疫情嚴重影響我們的生活，無人可以倖免，伴隨而來的是急遽增加的「自律神經失調」。自律神經失調指的是自律神經紊亂引起的各種症狀。自律神經失調症狀因人而異，醫界至今仍沒有具體的診斷標準。有些身體不適被認為是自律神經紊亂所導致，若醫師檢查過後，沒發現任何身體狀況異常，就會診斷為自律神經失調。

然而，即使是一般認為的自律神經失調症狀，若特定內臟或器官出現嚴重反應，就會確診為其他疾病。舉例來說，當一個人反覆出現慢性腹瀉、便祕、腹痛等症狀，醫師就會診斷為「過敏性腸道症候群」；出現突然喘不過氣、胸悶等症狀就是「過度換氣症候群」；口腔內部感到不適的狀況則是「口腔異常感症」。

自律神經失調的主要原因是壓力。壓力造成身心緊張，但只要壓力減輕，感到壓力的時間間隔拉長，影響就會自然消解。不過，若壓力太大且長時間持續感到壓力，就

自律神經失調的主要症狀

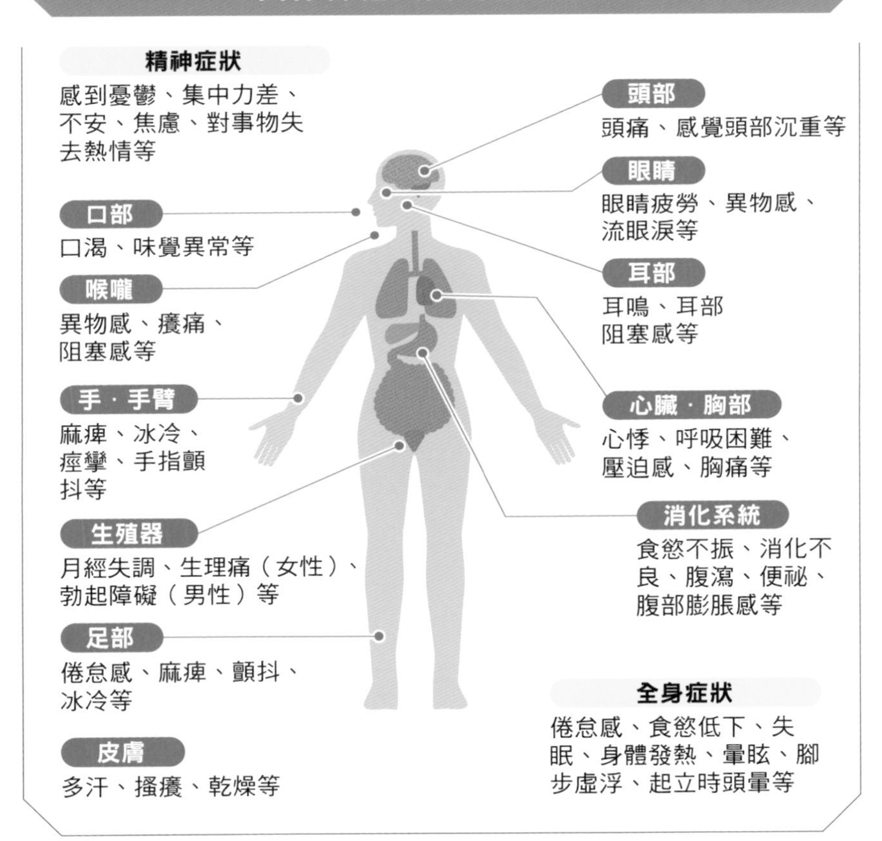

會強化身心緊張。新冠疫情導致生活產生極大變化，加上長期居家隔離，就是最典型的壓力來源。

身心緊張使交感神經（活化身心作用的自律神經）旺盛，無法與副交感神經（放鬆身心作用的自律神經）取得平衡。一旦自律神經失調，就會影響身體健康。

自律神經控制全身器官的運作，一旦失

衡會出現各種身體和精神症狀。有時症狀不止一種，好幾種症狀反覆出現是很常見的事。此外，症狀會在某個時段或隨著日子變化時好時壞，也是特徵之一。

相信各位也很想知道，若懷疑自己有自律神經失調的問題，該掛哪一科才對呢？出現特定症狀時，只要掛與該症狀有關的科別即可，例如內科、婦產科或耳鼻喉科等。**如就醫後依舊無法找出病因，或症狀遲遲不見改善，也可以選擇身心科或精神科做進一步診療。**

自律神經失調並不會危及性命，但若是置之不理，導致症狀惡化，或因此罹患憂鬱症，一定會降低生活品質（Quality of Life，簡稱 QOL）。為了避免這一點，當症狀持續出現一段時間，請務必儘早就醫，接受適當治療。

感染新冠肺炎的症狀與後遺症，以及接種疫苗的副作用，也與自律神經相關

在全球爆發新型冠狀病毒（以下稱為新冠肺炎）疫情後，我們的生活產生極大變化。居家隔離或在家工作的時間增加，與其他人面對面接觸的機會大幅減少。後來日本政府宣布緊急事態宣言，暫時穩住疫情，看似有平緩的趨勢，沒想到稍一不慎，確診者急速暴增，後來又引發第二波、第三波大流行。每次疫情捲土重來，都讓人民「想要恢復正常生活」的希望落空。

過去超過一年的生活劇變和疫情反覆爆發，使我們的身心造成極大壓力，愈來愈多人主訴自律神經失調引發的身心問題。

新冠肺炎的症狀與後遺症也很嚴重，主要症狀包括發燒、頭痛、腹瀉、味覺與嗅覺消失。不僅如此，確診後即使康復，許多人也有倦怠感、頭痛、關節痛、暈眩、食慾不振等後遺症。雖說後來國際藥廠開發出控制疫情的新冠肺炎疫苗，但不少人接種後，出現疲勞感、頭痛、關節痛、畏寒、噁心等副作用。

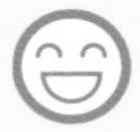
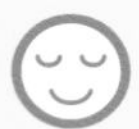

因新冠疫情產生的壓力

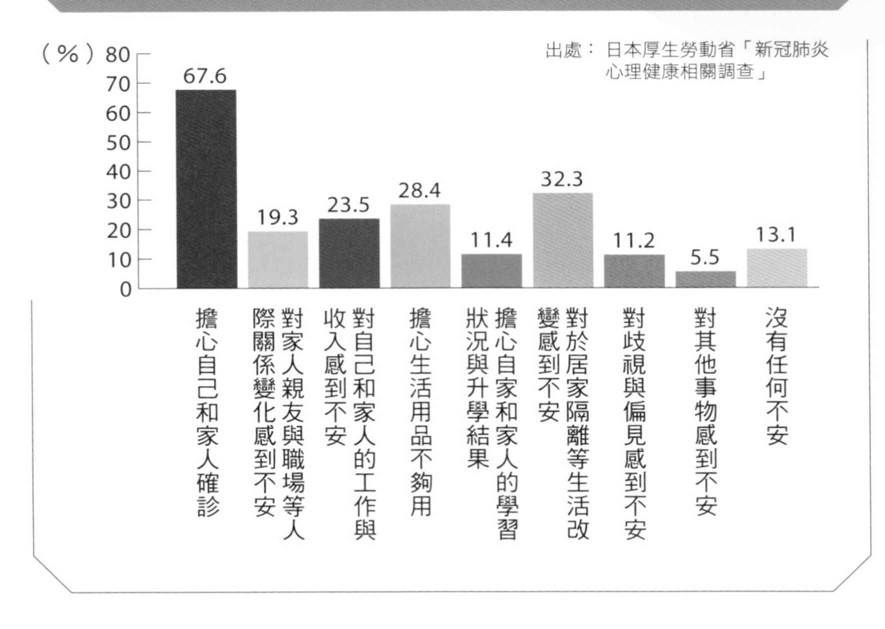

看到上述症狀，各位是否察覺到一點，這些症狀與自律神經失調症狀極為相似。

事實上，這些症狀與自律神經相同，都與末梢神經有關，因此我認為**新冠肺炎的症狀及後遺症，以及疫苗副作用皆與自律神經有關。**

新冠疫情引發的身體不適與自律神經息息相關，**為了克服新冠疫情的威脅，我們現在能做的是「調節自律神經」。**

偏激的減肥法、上網搜尋疾病症狀、社交倦怠症等，導致自律神經失調，罹患身心症的患者大幅增加

日常生活中潛藏許多自律神經失調的原因，「減肥」是其中之一。若是在合理範圍內，減肥本身沒有任何問題。關鍵在於偏激的飲食控制和偏食，長期下來將嚴重影響腸內環境。腸道與自律神經息息相關，腸道環境紊亂會引起自律神經失調，請務必小心。

此外，過度使用智慧型手機和電腦也是打亂自律神經的原因之一。隨著近年網路和社群網站（社交媒體）普及，所有人都能隨時找到自己想了解的資訊。

疾病資訊就是最常見的例子。身體出問題時，任何人都會感到不安。近幾年只要上網搜尋症狀，就能查到可能的病因。不過，若上網搜尋，發現可能罹患重大疾病時，你會有什麼反應？儘管尚未就醫，還不清楚是否真的生病，但查到可能是重大疾病的那一刻，相信你一定會感到極度的不安與恐懼。

受到不確定資訊影響，導致內心生病的現象稱為「網路慮病症」，不安和恐懼導致

自律神經失調，進而危害身體健康的情形屢見不鮮。若你身體狀況不佳，擔心自己生病，建議不要上網搜尋，就醫才是聰明的決定。醫師檢查後沒問題就能安心，如果真的生病，也能及早治療。

除了網路慮病症之外，長時間且頻繁掛在社群網站上，導致疲勞和痛苦的「社交倦怠症」，也成為嚴重課題。

根據英國皇家公共衛生協會針對英國年輕人進行的研究結果，**發現長時間使用社交媒體會引發不安、憂鬱等情緒，導致失眠惡化。**研究也指出，習慣與他人比較，也會增加孤獨感和對自己外觀的自卑感。簡單來說，社交媒體在不知不覺間造成許多人的壓力。

過度的資訊量，有時會導致自律神經失調，也是身心出問題的原因。上網就能找到各種資訊，對我們來說十分便利。但另一方面，我們也要了解資訊爆炸會對自律神經帶來負面影響，在此前提下，建議要謹慎運用現代科技。

自律神經可讓你神采奕奕、勇往直前，也能讓你頻頻失敗、悶悶不樂

人體是由超過三十七兆的各種細胞構成，這些細胞並非隨機存在，而是由功能相同的細胞集結在一起，形成神經組織或肌肉組織。不僅如此，這些組織集結在一起，形成胃部、腸道、心臟等器官。

細胞是生物體結構的最小單位，從血液吸收養分和氧氣維持活動。若血液中的養分和氧氣不夠充足，或血液循環變差，細胞活動力就會下降，組織和器官運作也會遲滯，危害健康。

自律神經深深影響血液循環和血液功能，因此，唯有維持平衡的自律神經作用，才能常保血流通暢，隨時將新鮮養分和氧氣運送至全身。在此情況下，體內的老廢物質有效率地排出體外，有助於延緩老化。簡單來說，正常運作的自律神經可讓人充滿活力，愈活愈年輕。

自律神經對於工作、運動和學習表現影響甚鉅。舉例來說，當自律神經紊亂，血

液就無法順利運送到肌肉，容易感到疲勞。大腦的血液循環也會變差，減損判斷力和專注力，當然會使表現不如預期。遇到這種結果，只會讓人感到更大壓力，自律神經進一步惡化，陷入惡性循環之中。

我過去指導過許多頂尖運動員和商業人士，我發現「一流人士」懂得從日常生活下工夫，隨時保持良好的自律神經功能。其交感神經（活化身心運作的自律神經）與副交感神經（讓身心放鬆的自律神經）不僅能平衡作用，更維持在高檔狀態。

若說「菁英與普通人的最大差異在於自律神經」，一點也不為過。

相信大家都希望「永保年輕活力」，而且也沒人想過著臉上黯淡無光的失敗人生。能否讓自己的自律神經平衡運作，維持在高峰狀態，將決定你會走上哪條路。

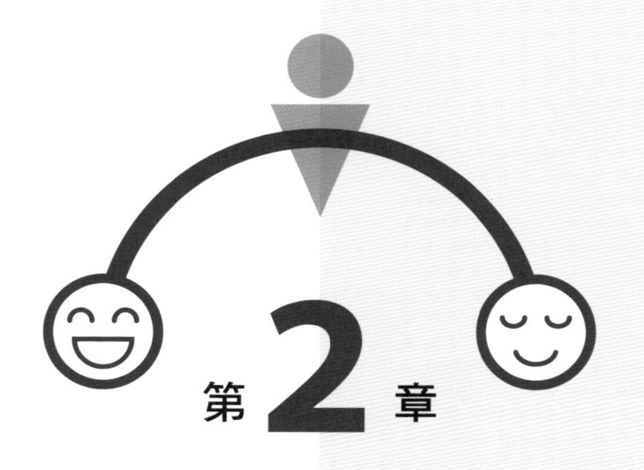

第2章

目前是否承受極大壓力？一起來檢測你的自律神經

透過測驗，了解你的自律神經是否正常

自律神經（不受意志影響，控制血管與內臟的神經），分成活化身心運作的「交感神經」與讓身心放鬆的「副交感神經」。**讓這兩種自律神經維持一定的頻率運作，即白天活動時交感神經旺盛，晚上休息時副交感神經活躍，這樣是最理想的平衡狀態。**

請從下一頁的題目中，檢測你的自律神經狀態，並選出最接近目前狀況的答案，最後加總A與B的分數。

利用 APP 檢測自律神經！

請掃 QR Code 下載

若想更輕鬆地檢測自律神經狀態，不妨下載 APP「CARTE」（iOS 手機專用）。該程式可從脈搏節奏判斷使用者的自律神經狀態，將自律神經的活動量與平衡加乘的「內在力量」（inner power）數值當成指標，讓使用者掌握每天的自律神經狀態。（編按：此為作者開發的日文版軟體，讀者可自行選擇相近的軟體來用。）

自律神經測驗

從 1 至 10 的題目中，選出最符合目前狀態的描述。

題目	V	最符合目前狀態的描述	A	B
①睡眠	□	躺在床上就能立刻入睡	+1	+1
	□	即使晚上睡得好，白天還是會想睡	+1	0
	□	想睡卻睡不著	0	+1
	□	不僅睡不好，睡到一半還會醒來	-1	-1
②工作、家事、學習等	□	覺得自己做的事很有價值，也能做出有意義的成果	+1	+1
	□	老是提不起勁，覺得很麻煩，令人昏昏欲睡	+1	0
	□	想到失敗就感到不安，因此更專注做事	0	+1
	□	對自己做不到的事感到不安，但行動力就是跟不上想法	-1	-1
③食慾	□	每到吃飯時間就覺得餓，吃東西格外津津有味	+1	+1
	□	吃飽沒多久就餓，而且餓到肚子咕嚕叫	+1	0
	□	專心工作時不覺得餓	0	+1
	□	明明不想吃飯或不覺得餓，卻一直吃	-1	-1
④飯後	□	幾乎不曾出現消化不良或胃食道逆流等症狀	+1	+1
	□	即使吃很飽也很快就餓	+1	0
	□	飯後經常消化不良	0	+1
	□	吃飯前後經常胃痛	-1	-1
⑤遇到不得不解決的問題時	□	很快想到解決方法並立刻執行	+1	+1
	□	思考時很容易分心，無法統合想法	+1	0
	□	不是過度專心思考，就是想太多令自己不安	0	+1
	□	想思考卻無法專心，總是提不起勁	-1	-1

接續下一頁

自律神經測驗

從 1 至 10 的題目中，選出最符合目前狀態的描述。

題目	V	最符合目前狀態的描述	A	B
⑥平時的疲勞度	□	平時會覺得累，但只要睡醒就能消除疲勞	+1	+1
	□	累的時候會想睡，也睡得著，但白天總覺得倦怠	+1	0
	□	雖不容易消除疲勞，仍可以認真工作	0	+1
	□	做什麼事都覺得煩心，常常感覺疲勞	-1	-1
⑦心理狀態	□	工作時全神貫注，一回家就能放鬆	+1	+1
	□	不覺得有什麼壓力，經常放空	+1	0
	□	一整天都感到情緒緊繃	0	+1
	□	感到強烈不安和恐懼，不喜歡思考，一動腦就想睡	-1	-1
⑧手腳冰冷	□	一整年都不會感到手腳冰冷	+1	+1
	□	手腳不僅不冰冷，還感到暖烘烘，很想睡覺	+1	0
	□	泡完澡沒多久，就感到手腳冰冷	0	+1
	□	手腳冰冷到睡不著，臉色也很差	-1	-1
⑨體重增加	□	體重很久沒變	+1	+1
	□	總是容易吃太多，容易發胖	+1	0
	□	每次感到壓力，體重就會增加	0	+1
	□	一年內體重增減幅度超過 5 公斤	-1	-1
⑩現在的自己	□	充滿幹勁，身心都感到幸福	+1	+1
	□	生活沒有大麻煩，覺得自己幸福	+1	0
	□	每天面臨各種刺激，覺得很充實	0	+1
	□	總覺得內心不安，無法擺脫憂鬱情緒	-1	-1

合計	A ______ 分／B ______ 分

※「A」代表副交感神經作用、「B」代表交感神經作用。

診斷結果

A、B 皆為 8 分以上	➡	類型 ①	交感神經與副交感神經都很活躍
A 為 7 分以下、B 為 8 分以上	➡	類型 ②	交感神經較活躍、副交感神經較不活躍
B 為 7 分以下、A 為 8 分以上	➡	類型 ③	副交感神經較活躍、交感神經較不活躍
A、B 皆為 7 分以下	➡	類型 ④	交感神經與副交感神經都很不活躍

※ 以上內容僅供參考。如長期感到身體狀況不佳，請務必就醫治療。

類型

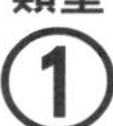

這是「自律神經協調」的理想狀態。身體狀況良好，充滿活力，每天都過得神采奕奕。

對策 注重飲食、睡眠和運動，維持規律生活，才能永保健康狀態。

類型 ②

這是現代人最常見的狀態，身心經常感到緊繃。若交感神經長期較活躍，會影響免疫力，使人容易生病，罹患高血壓、糖尿病、高血脂症的風險就會增加。

對策
- ◆ 慢慢呼吸，刻意嘆氣。
- ◆ 保持從容態度，做事時慢慢來，做得仔細一點。

類型

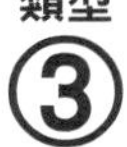

若副交感神經長期較活躍，免疫力就會太強，容易引發異位性皮膚炎、花粉症等過敏疾病。不僅如此，也很容易發胖或罹患憂鬱症，請務必小心！

對策
- ◆ 早上起床後要立刻曬太陽，好好吃早餐。
- ◆ 白天要適度運動。

類型 ④

由於交感神經與副交感神經的作用都很不活躍，容易疲勞，身體出現各種失調症狀，情緒也容易低落。

對策
- ◆ 最重要的是維持規律生活。
- ◆ 突然從事激烈運動容易造成反效果，請從輕度運動開始。

實踐本書介紹的自律神經 1 分鐘體操，有助於類型 ① 的人維持健康狀態，類型 ② ③ ④ 的人則可調節自律神經的平衡。

善用檢測表，能推測出自律神經是否失調

「自律神經失調程度」檢測表

在符合描述的項目打勾，總計數量並對照判斷結果。

V	項　目
□	經常感冒且不易痊癒
□	手腳容易冰冷
□	掌心和腋下經常出汗
□	會突然喘不過氣
□	有心悸狀況
□	可能會感到胸痛
□	經常感到昏昏沉沉
□	一用眼就感到疲勞
□	經常鼻塞
□	會感到暈眩
□	蹲下起立時經常頭暈
□	常常耳鳴
□	常感到口渴
□	舌頭發白

自律神經失調會引發各種症狀，包括頭痛、暈眩、焦慮、不安、失眠與倦怠等，稱為「自律神經失調症狀」。

當你出現自律神經失調症狀卻置之不理，症狀就會惡化，影響生活品質，請務必小心。

接下來，請參考本頁的「自律神經失調程度檢測表」，確認自己是否有自律神經失調。

- ☐ 遇到喜歡的食物也不想吃
- ☐ 飯後經常消化不良
- ☐ 肚子脹氣、反覆腹瀉和便祕
- ☐ 肩膀容易僵硬痠痛
- ☐ 手腳有發抖狀況
- ☐ 睡再久仍感到疲勞
- ☐ 最近體重增加
- ☐ 做一點事就感到疲勞
- ☐ 早上起床時無法立刻清醒
- ☐ 要花一點間才能進入工作模式
- ☐ 躺在被窩裡遲遲無法入睡
- ☐ 身體突然發熱或發冷
- ☐ 天氣不熱卻突然汗如雨下
- ☐ 半夜經常醒來，之後就睡不著
- ☐ 動不動就緊張

合計
個

判斷結果

1～5 個 ➡	無須擔心自律神經失調問題。若想維持現狀，除了規律生活之外，還要透過個人興趣，以自己的方式消除壓力。
6～10 個 ➡	自律神經有些紊亂。只要正常飲食、適度運動、充足睡眠，就能獲得改善。因此，請找出造成壓力的原因。
11～20 個 ➡	自律神經失調導致身體出現各種問題，若持續發生，請勿置之不理，應儘早就醫。
21 個以上 ➡	出現嚴重的壓力症狀。除了自律神經失調之外，也可能罹患疾病，請儘早就醫治療。

※ 以上資訊僅供參考，請就醫釐清正確病因。

可了解抗壓程度的「壓力耐受度判定表」

每個人感受與接受壓力的方式不同，在同樣壓力下，有些人不在意，有些人卻深受影響。累積太多壓力時，容易打亂自律神經平衡，因此，事先了解自己的抗壓性高低，有助於維持健康生活。

壓力耐受度判定表（STCL）

請在最符合現況的項目中畫圈，並計算分數。

項目	很少發生	偶爾發生	經常發生	一直如此
① 可冷靜判斷	1	2	3	4
② 個性開朗	1	2	3	4
③ 善於表現	1	2	3	4
④ 感到開心	1	2	3	4
⑤ 在意別人的臉色	4	3	2	1
⑥ 個性積極	1	2	3	4
⑦ 羨慕別人	4	3	2	1
⑧ 活潑好動	1	2	3	4
⑨ 責備他人	4	3	2	1
⑩ 看見別人的優點	1	2	3	4
⑪ 善於隨機應變	1	2	3	4

項目	很少發生	偶爾發生	經常發生	一直如此
⑫ 收到信會立刻回信	1	2	3	4
⑬ 個性溫和悠哉	1	2	3	4
⑭ 確認事實	1	2	3	4
⑮ 為他人著想	1	2	3	4
⑯ 心懷感謝	1	2	3	4
⑰ 朋友很多	1	2	3	4
⑱ 家中不和	4	3	2	1
⑲ 工作很辛苦	4	3	2	1
⑳ 有個人興趣	1	2	3	4

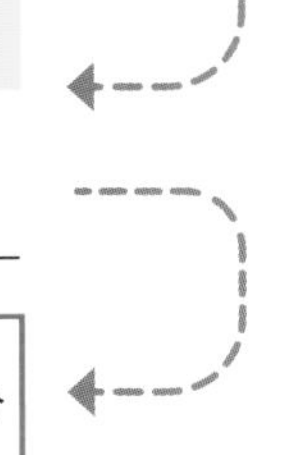

很少發生	偶爾發生	經常發生	一直如此
分	分	分	分

合計	分

壓力耐受度判定

20～39 分 ➡ 抗壓力差

40～49 分 ➡ 抗壓力不強也不差

50～80 分 ➡ 抗壓力強

（此測驗由折津政江、村上正仁等人開發）

不可輕忽的生活大小事！打亂自律神經的「壓力強度排行榜」

精神壓力強度排行榜

事件	分數	事件	分數
配偶死亡	100	達成個人的重要成就	28
離婚	73	配偶就職或失業	26
分居	65	新學期開始或畢業	26
拘留	63	生活環境的變化	25
近親死亡	63	習慣的變化	24
受傷或生病	53	和上司間出問題	23
結婚	50	工作時間等變化	20
失業	47	搬家	20
離婚調解	45	轉學	20
退休	45	休閒娛樂的變化	19
家人生病	44	教會活動的變化	19
懷孕	40	社會活動的變化	18
性障礙	39	小額借貸	17
新增家族成員	39	睡眠習慣的變化	16
工作上的變化	39	家族團聚的變化	15
經濟上的變化	38	飲食習慣的變化	15
與配偶吵架的頻率增加	35	休假	13
大額借貸	31	聖誕節	12
經濟破產	30	違法	11
職責變化	29		
孩子獨立	29	合計	分
姻親關係出問題	29		

判定		
200～299 分	➡	壓力來源很多，請多加小心。
300 分以上	➡	壓力很大，可能引發疾病。

出處：Holmes TH.Rahe RH. The Social readjustment rating scale,J.Psychosom. Res.1967;11:213-218

人生有喜有悲，會遇到許多事情（生活大小事）。**這些生活大小事即使是好事，也會對我們造成某種程度的壓力。**上方表格是依照這些事件造成的壓力強度製作而成，並以分數顯示。各位不妨對照發生在自己身上的事情，加總分數後，了解自己目前承受多少壓力。

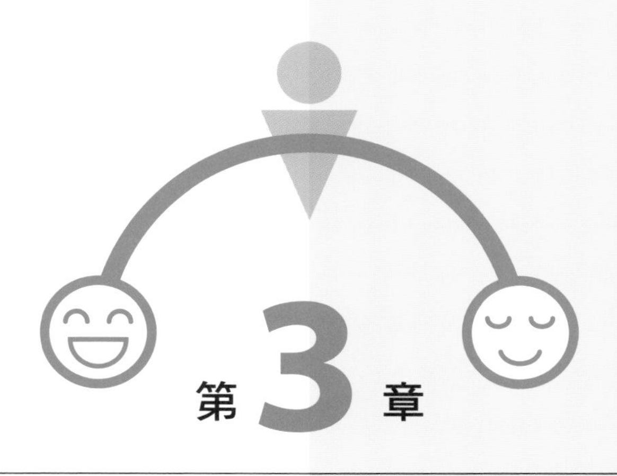

第3章

自律神經控制呼吸、免疫、吞嚥等功能，也能預防癌症、失智及憂鬱，是擊退百病的關鍵

自律神經掌管三十七兆個細胞功能，也控制脈搏、體溫與荷爾蒙分泌

自律神經（不受意志影響，控制血管與內臟的神經）在前文章節已出現過好幾次，接下來我將進一步介紹自律神經的作用。

我們的身體組織和器官彼此協調，共同運作，維持生命活動。想要維持生命，最關鍵的是當我們遭受外來刺激，仍能穩定體內環境的生理機制。此機制稱為「體內平衡」（又稱恆定狀態或恆定性）。末梢神經之一的自律神經是維持體內平衡的主角。

舉例來說，當室外氣溫接近攝氏四十度，出現炎熱高溫，人類體溫基本上仍舊維持攝氏三十六度左右，這就是自律神經發揮作用的結果。當室外氣溫上升，自律神經會促進排汗，利用汗水散熱，避免體溫過高。

自律神經不只能調節體溫。血壓、脈搏、血糖值等維持生命不可或缺的功能，大多也由自律神經控制，才能讓身體處於最佳狀態。

自律神經是不受意志影響，可調整身體機能的神經。身體各處都有自律神經，控

神經類別與主要功能

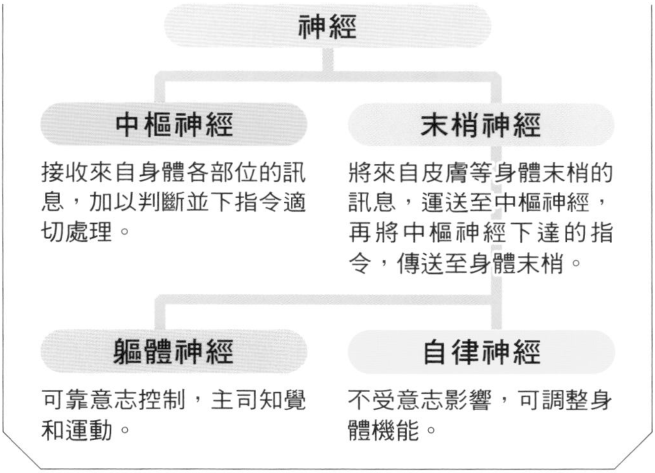

神經

中樞神經	末梢神經
接收來自身體各部位的訊息，加以判斷並下指令適切處理。	將來自皮膚等身體末梢的訊息，運送至中樞神經，再將中樞神經下達的指令，傳送至身體末梢。

軀體神經	自律神經
可靠意志控制，主司知覺和運動。	不受意志影響，可調整身體機能。

制**呼吸、血液循環、吞嚥、消化吸收、新陳代謝、免疫機能、荷爾蒙分泌、體溫調節、排泄**等全身功能。就連睡眠期間，我們沒有意識的時候，仍能自主呼吸、消化食物、心臟跳動，這些都是自律神經的功勞。

我們的身體由三十七兆個細胞構成，**自律神經可控制所有細胞的功能，是相當重要的神經。**由於這個緣故，當自律神經無法發揮作用，身體各部位就會出現各種不適症狀，影響健康。簡單來說，自律神經是身體健康的重要關鍵，調節自律神經才是邁向健康長壽的最佳捷徑。

自律神經的理想狀態是平衡發揮作用，可惜許多人因交感神經旺盛，處於不穩定狀態

自律神經分成交感神經與副交感神經，交感神經從胸部及腰部脊髓發出，沿著血管（特別是動脈）走，分布於各種內臟器官。另一方面，副交感神經從中腦、延髓、脊髓下方發出，遍布全身。

交感神經與副交感神經擁有完全相反的作用，以汽車來比喻，就像是油門與煞車。交感神經如油門般可活化身心功能，當人活動或感到緊張時會特別高張。一旦交感神經的作用升高，身體就會進入興奮模式，使血管收縮、血壓上升及心跳加速。相較之下，副交感神經就像煞車，是使身心作用穩定沉靜的自律神經。當我們休養或放鬆時，副交感神經活躍，身體進入休息模式。副交感神經的作用升高，血管就會擴張，血壓下降，心跳變慢。

最理想的狀態是，交感神經與副交感神經皆在高檔輪流活躍，彼此平衡發揮作用。再依實際狀況，其中一方略居優勢，身體才能有最佳表現。

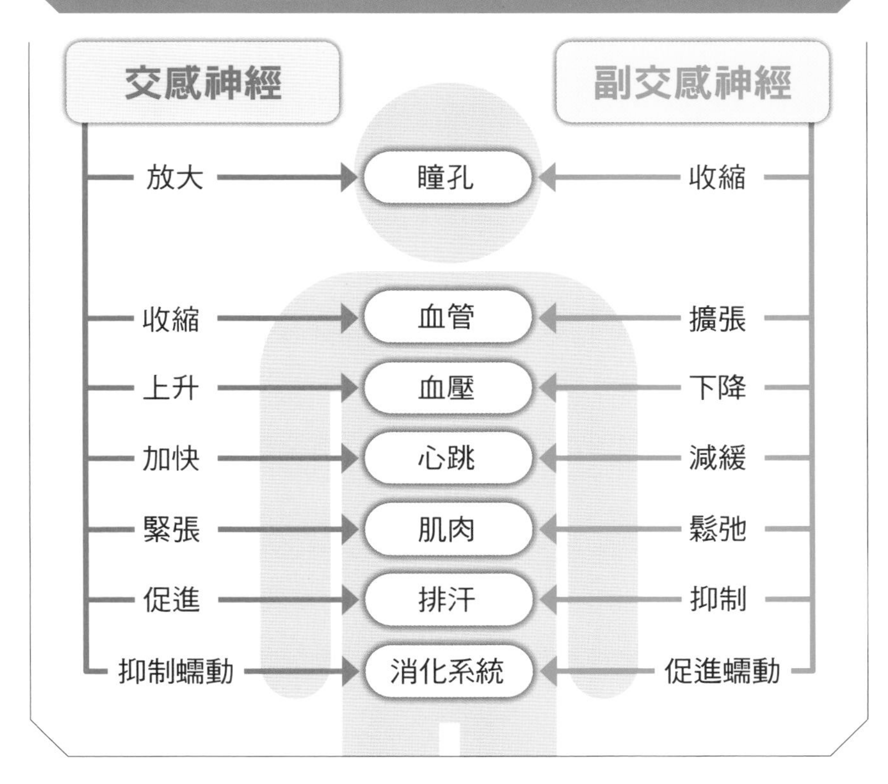

遺憾的是，現代人活在壓力中，每個人或多或少都有壓力，經常感到身心緊繃。**由於這個緣故，交感神經過於旺盛，破壞與副交感神經的平衡狀態，讓許多人深受自律神經失調之苦。**

自律神經會在固定時段切換，早上及白天是交感神經，晚上則是副交感神經居優勢

入夜之後，我們很自然地想睡覺。一到早上就會清醒，每天在固定時間覺得餓，想吃飯。人類以大約二十四小時為週期，不斷重複上述循環，每天都要經歷這一連串過程。生理時鐘創造出每天的生活節奏。

位於大腦下視丘的視叉上核是控制生理時鐘的部位，人體內的所有臟器幾乎都有生理時鐘。臟器從大腦的生理時鐘接收指令，以大約二十四小時為週期活動。

自律神經也不例外。自律神經分成交感神經與副交感神經。這兩種神經也配合生理時鐘的週期變動運作。

兩大自律神經彼此平衡發揮作用，但白天交感神經略居優勢，讓身心進入活動模式。交感神經的作用從傍晚開始慢慢降低，時間愈晚，讓身心放鬆的副交感神經就愈活躍，身心切換至休息模式。到了早上，副交感神經活躍的狀態再次切換，由交感神經主導，身心開始準備迎接起床後的各種活動。

交感神經與副交感神經的一日變化

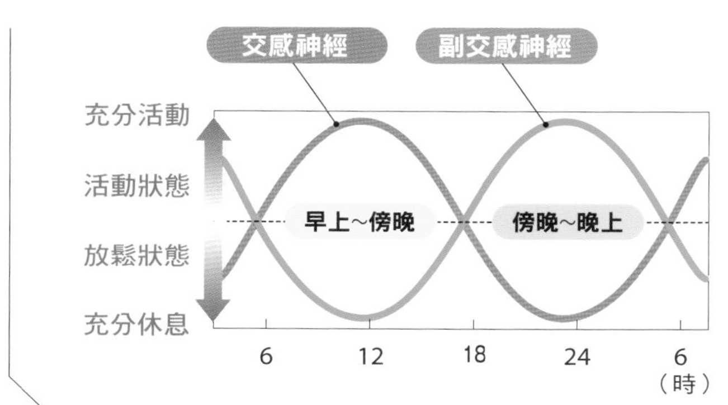

自律神經以24小時為週期變動，早上到傍晚是交感神經活躍，傍晚到晚上由副交感神經居優勢。

綜合上述內容，在生理時鐘的控制下，交感神經與副交感神經在固定時段切換，創造出日出而作、日落而息的生活作息。

總而言之，當我們熬夜、賴床、吃飯時間不固定，過著作息紊亂的生活，交感神經與副交感神經就無法順利切換，導致自律神經失調。白天好好活動，晚上充分休息的規律生活，是維持自律神經平衡的基本原則。

許多人因憂慮、壓力、疲勞導致自律神經失調，甚至引發癌症、心臟病或憂鬱症

自律神經失調會引發各種疾病。雖說是自律神經失調，但失調的型態分成好幾種（詳情請參閱頁三五的說明）。其中最常見的類型，是活化身心運作的自律神經過於旺盛。

自律神經最大的敵人是「過度的壓力」。事實上，承受壓力並非壞事。適度的壓力可提高警覺，增加專注力。有一定的壓力才能激發出一個人的幹勁與好勝心。

不過，許多人承受太多壓力，尤其是現代人身處壓力社會，遭遇各種問題，包括擔心健康和未來，害怕失業，長時間工作累積疲勞，對於人際關係感到不知所措。由於壓力是無形的，很容易在不知不覺間累積，回過神才發現壓力過大。

過度的壓力導致身心緊張，使交感神經旺盛。當交感神經旺盛的狀態持續太久，就會使血管長期收縮，血液循環變差，引發高血壓。高血壓是動脈硬化的肇因，還會產生血栓，發展成心肌梗塞、腦中風等腦血管疾病。不僅如此，大腦血流不足，罹患失智症的風險也會提高。由於大腦要處理龐大資訊，氧氣的需求量很大。一旦自律神經失調，血液循環不佳，大腦吸收的氧氣量就會減少。專家認為氧氣不足造成的損傷慢慢累積在腦部，在年紀大了後容易罹患失智症。

值得注意的是，**交感神經過度旺盛會使白血球失衡**。白血球在免疫系統（保護身體避免病原體侵襲的系統）中扮演重要角色，一旦失衡會導致免疫力低下。久而久之，免疫系統無法再攻擊每日體內生成的癌細胞，最後引發癌症。

另一方面，**讓身心放鬆的副交感神經過度活躍時，罹患憂鬱症的風險就會增加**。有些人每天忙於工作，突然辭職失去奮鬥目標，反而成天無精打采，相信各位都曾聽過類似的例子。這是因為壓力突然消失，副交感神經過度高張，打破自律神經平衡所致。

自律神經紊亂加速老化，使斑點、皺紋、掉髮等情形變嚴重

活化身心運作的交感神經及讓身心放鬆的副交感神經，兩者皆維持在高檔，且彼此平衡運作，這是最理想的狀態。然而，調查證實，**男性從三十歲開始、女性從四十歲開始，副交感神經作用大幅降低。**大多數人到了這個年齡都會發現，自己不像年輕時充滿活力，開始感到疲倦和衰老，其實這些都是副交感神經作用急速降低所致。

當副交感神經作用低下，其與交感神經便無法保持平衡，便導致自律神經失調。**自律神經失調會使血流不足，細胞無法充分獲得新鮮的氧氣與營養，這是加速全身老化的原因。**

舉例來說，當優質血液無法運送至皮膚細胞，肌膚便不再緊緻，毛孔也會粗大，皺紋愈來愈多。不僅如此，血液也無法從細胞帶走老廢物質，皮膚的新陳代謝（身體物質的新舊替換）變差。正常狀況下，皮膚的表皮細胞（位於皮膚表面的細胞）

年紀愈大，自律神經愈容易失調

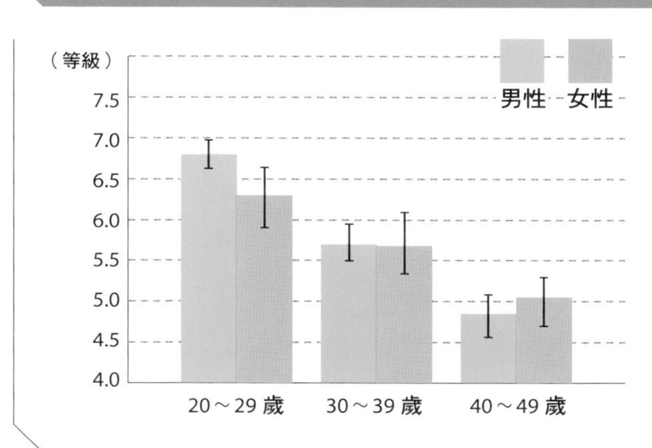

針對20至49歲男女進行大規模調查，結果發現，男性從30歲開始、女性從40歲開始，副交感神經作用大幅降低，之後每十年約降低15%。

出處：順天堂大學醫院管理學研究室「男女年齡別之自律神經評量數據」

每十八天會更新（重生）一次。即使紫外線在皮膚內形成黑色素，也會隨著肌膚更新排出體外。若新陳代謝遲緩，更新週期就會變長，導致黑色素殘留在肌膚上，形成斑點。

自律神經失調也會影響頭髮。血液循環不良，營養就無法運送至髮根，新生長的頭髮就會變細、變脆弱，容易掉髮。髮根營養不足使黑色素細胞的作用變差，增生白髮。

此外，自律神經也與燃燒脂肪、控制食慾有關，若自律神經失調就容易發胖，很難瘦下來。

想永遠保持年輕，首要條件是調節自律神經。

自律神經平衡，可消除不安和倦怠感，改善失眠、便祕、暈眩等症狀

在前文中已多次說明自律神經一旦失調，會導致各種身體不適與疾病。從另一個角度來說，各位知道自律神經順利運作時，身心會有什麼變化嗎？自律神經平衡時，顯現的效果因人而異，最常見的是**改善不安、沮喪等情緒，消除全身倦怠感等**。許多人也會感到身心清爽，態度積極，精神穩定。

不僅如此，還有助於改善失眠。原因很簡單，睡眠與自律神經息息相關。每到傍晚，我們的交感神經（活化身心運作的自律神經）運作會變慢，整個晚上維持在低檔。與此同時，副交感神經（讓身心放鬆的自律神經）活躍，位居優勢，讓身體進入睡眠模式。

若自律神經失調，交感神經在夜晚持續旺盛，使身心處於興奮狀態，躺在床上便會睡不著，即使睡著也無法熟睡，無法享受優質睡眠。只要自律神經順利運作，就能在最佳時間就寢，還能進入深層睡眠。只要睡得好，能改善因睡眠不足導致的頭痛、眼睛疲勞等症狀。

自律神經也能控制腸道蠕動，讓腸道肌肉收縮鬆弛，使食物在腸道內移動。由於這個緣故，只要調節自律神經，腸道就能順利蠕動，使排便順暢，解決便祕問題。

在許多情形下，自律神經失調也會引起暈眩。當自律神經運作變差，血管就無法正常收縮擴張，使血液循環變差。如此一來，血液無法運送到主司身體平衡感的腦部和耳朵，使身體無法保持平衡，導致腳步虛浮或暈眩等症狀。**只要調整好自律神經，也能改善不明原因造成的暈眩現象。**

自律神經正常運作，使血液循環變好，可降低血液擠壓血管壁的壓力，預防血壓上升。不僅如此，還能促進胰島素分泌，幫助肌肉、肝臟與脂肪組織吸收糖分，降低血糖值，改善高血糖。

交感神經持續活躍，容易使肌肉緊繃，導致肌肉僵硬與痠痛。**自律神經維持平衡，有助於緩解肌肉緊繃，消除肌肉僵硬與痠痛等問題。**

強化內臟功能及血液循環，

避免肥胖、老化及失智症

自律神經最重要的職責是調節血液循環。**自律神經平衡可促進遲滯的血液循環，解決血流不暢問題。**只要血液循環變好，氧氣和營養就能運送至全身，預防老化和失智症。

此外，增加血流量也能活化內臟細胞的新陳代謝（身體物質的新舊替換），促進內臟功能。其中最受注目的是消化系統中的腸道功能。每天都有食物進入腸道，腸道負責分解食物、吸收營養，透過血液運送至全身。另一方面，食物中的病毒等病原體也會進入腸道，但不能讓病毒和營養一起運送至身體各處，因此腸道會製造許多免疫細胞來對抗病毒。

當腸道作用順暢，製造免疫細胞的能力就會提升。腸道製造的免疫細胞隨著血液進入身體各處，可以增加免疫力，提升自癒力。

不僅如此，腸道活化後，腸內環境自然變好，有助於改善便祕與腹瀉。

自律神經平衡就能提升免疫力

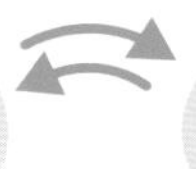

自律神經平衡

腸道環境良好

強化免疫力

自律神經與腸道環境、免疫力息息相關，只要調整好自律神經，就能改善腸道環境，提升免疫力。

大腸內有一百兆個腸道細菌，而細菌大致分成三種，包括對人體有用的好菌；製造致癌物與毒素，使腸內腐敗的壞菌；以及不屬於這兩種的中性菌。當腸道環境良好，好菌增加、壞菌減少，有助於抑制致癌物與毒素生成。

另一方面，好菌還能生成短鏈脂肪酸，降低脂肪吸收率。簡單來說，只要自律神經平衡，腸道環境變好，就能增加好菌，預防肥胖。

目前已知血清素不足會引起憂鬱症，大約九成的血清素是在腸道中被製造。當活化腸道功能，有助於促進血清素生成，改善憂鬱狀態。

自律神經平衡可提升免疫力，有助於預防新冠肺炎及後遺症

想要避免身體受到新冠肺炎在內的各種疾病侵襲，維持健康狀態，一定要具備完善的免疫力。**自律神經除了作用於腸道環境，生成免疫細胞之外，還會影響免疫細胞平衡。**

「白血球」是免疫系統的核心，分成處理細菌等大型異物的「顆粒球」，與處理病毒等小型異物的「淋巴球」。自律神經負責控制這兩種白血球的平衡。當交感神經（活化身心運作的自律神經）旺盛，顆粒球就會增加；副交感神經（讓身心放鬆的自律神經）活躍，淋巴球就會增加。

儘管顆粒球與淋巴球都是很重要的免疫細胞，但並非數量愈多愈好。尤其是交感神經太過旺盛，顆粒球增生過度，維持健康的常駐菌就會受到攻擊，反而會降低免疫力。

顆粒球與淋巴球平衡運作，能幫助維持免疫力。有鑑於此，調節自律神經，維持顆粒球與淋巴球平衡，是提高免疫力的不二法門。

我一直認為新冠肺炎的後遺症與接種疫苗後的副作用，與自律神經密切相關。頭痛、倦怠感、關節痛是最常見的疫苗副作用，這些都與自律神經一樣，是和末梢神經相關的症狀。此外，嗅覺障礙和味覺障礙也是常見的新冠肺炎後遺症，兩者與中樞神經緊密相連。當中樞神經出問題，末梢神經接收中樞神經指令的功能就會受到影響。

由於自律神經是末梢神經的一部分，平時仔細維持自律神經平衡，就能避免產生負面影響，還有助於促進中樞神經發揮作用。

總而言之，調整好自律神經，不只能預防感染新冠肺炎，還能預防疫苗副作用與新冠肺炎後遺症。

提升工作和運動表現，強化專注力，減少錯誤

當自律神經維持在平衡狀態，工作、運動和學習表現就會變好。交感神經（活化身心運作的自律神經）與副交感神經（讓身心放鬆的自律神經）在高檔平衡運作，是最理想的狀態。若只有交感神經維持高檔，會使人焦慮緊張，無法按照計畫行動。另一方面，若副交感神經過度活躍，則會使人太過放鬆，注意力散漫，造成各種失誤。

唯有交感神經與副交感神經平衡運作，才能保持適度的緊繃感和冷靜態度，創造最好的成績。

此外，調整好自律神經，血液循環就會順暢，讓氧氣和養分充分運送到肌肉，自然能提升運動能力。一旦流入大腦的血液量增加，可活化腦部功能，也有助於提升判斷力和專注力。

簡單來說，自律神經可說是在社會上出人頭地的最快捷徑。

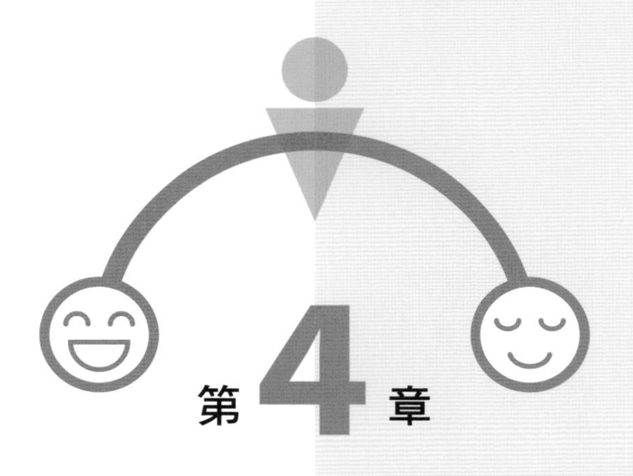

第4章

緊張不安時可做慢呼吸，幫助調節自律神經

緊張不安時就做慢呼吸，
可穩定自律神經

自律神經是不受意志影響，控制血管與內臟功能的神經。由於這個緣故，一般都認為人類無法自由操控自律神經。但經過長年的研究，已經找出可以控制自律神經的方法。其中之一就是「**呼吸**」。

無論白天活動或夜晚睡眠時，我們一直在呼吸，將新鮮空氣吸入體內，維持生命。呼吸會保護肺部的肋骨及附近肌肉與橫膈膜，收縮與擴張肺部。橫膈膜一帶有許多自律神經，讓我們無須刻意控制也能正常呼吸。

另一方面，包括橫膈膜在內的呼吸肌受到運動神經控制，運動神經是人類意志可以控制的肌肉。有鑑於此，**刻意活動呼吸肌，可刺激並控制橫膈膜周圍的自律神經**。

舉例來說，當我們感到緊張不安，呼吸會在不知不覺中變淺變快。於是交感神經（活化身心運作的自律神經）旺盛，副交感神經（讓身心放鬆的自律神經）作用低下。這個時候建議大家拉長吐氣時間，實踐「**慢呼吸**」（詳細方法請參閱左頁說

呼吸、心理狀態和自律神經有關

焦慮狀態		放鬆狀態
淺、快速、不穩定	呼吸	深、緩慢、穩定
交感神經旺盛	自律神經	副交感神經活躍

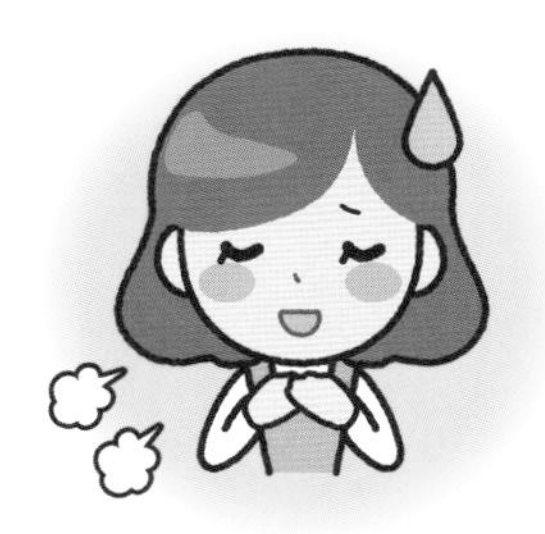

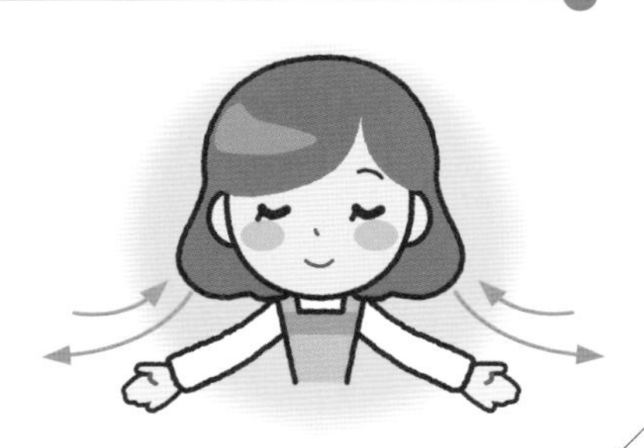

明）。

當呼吸又深又慢，原本作用較弱的副交感神經會變高，穩定自律神經。相反的，當我們感到無精打采、疲倦想睡，不妨試試又淺又快的呼吸方式，很快就能活化交感神經，讓身心處於積極狀態，充滿幹勁且有活力。

一起來做慢呼吸

當我們感到緊張不安，呼吸會在不知不覺間變淺變快，打亂自律神經平衡。此時建議拉長吐氣時間，利用**慢呼吸**調整氣息。此外，第五章起介紹的**自律神經 1 分鐘體操**，也以慢呼吸為基本呼吸法，做操時請務必緩慢呼吸。

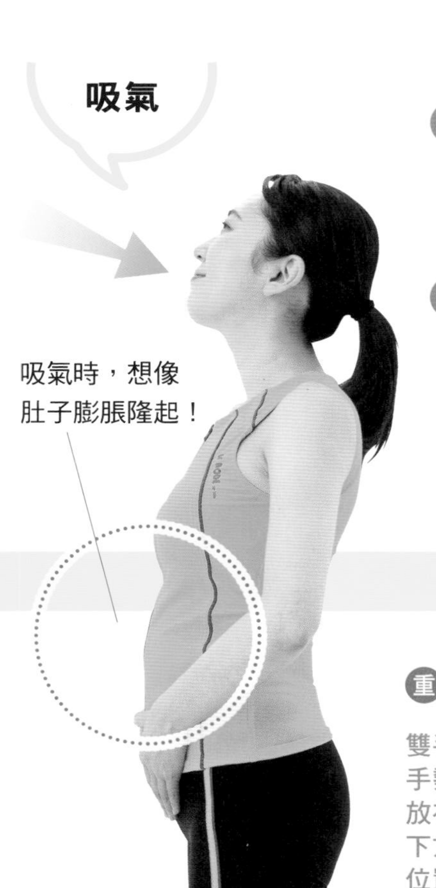

❶ 雙腳打開，與肩同寬，雙手放在腹部。

❷ 挺直背部，挺起胸膛，從鼻子慢慢吸氣 3 至 4 秒。

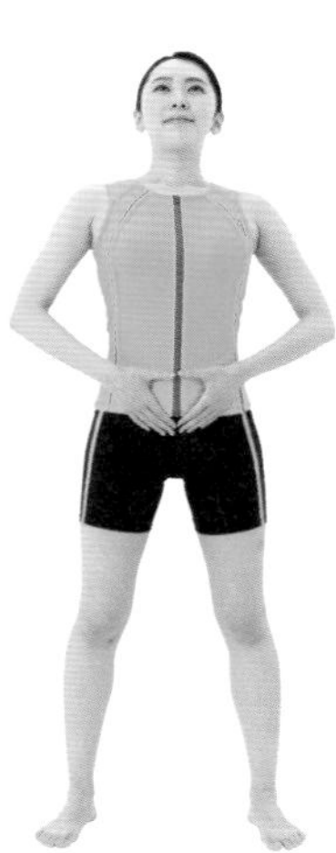

重點

雙手做出三角形手勢，中指指尖放在丹田（肚臍下方 5 公分處）位置。

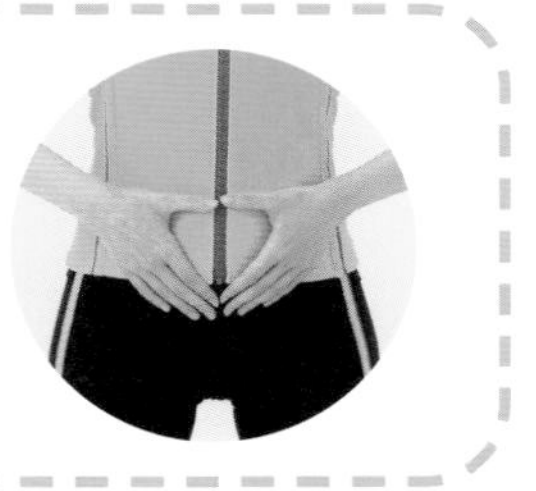

吸氣、吐氣
為1組
重複3次
吐氣
想像肚子往
背部收縮
3 噘起嘴巴。
4 花6至8秒慢
慢吐氣，將氣
全部吐光。

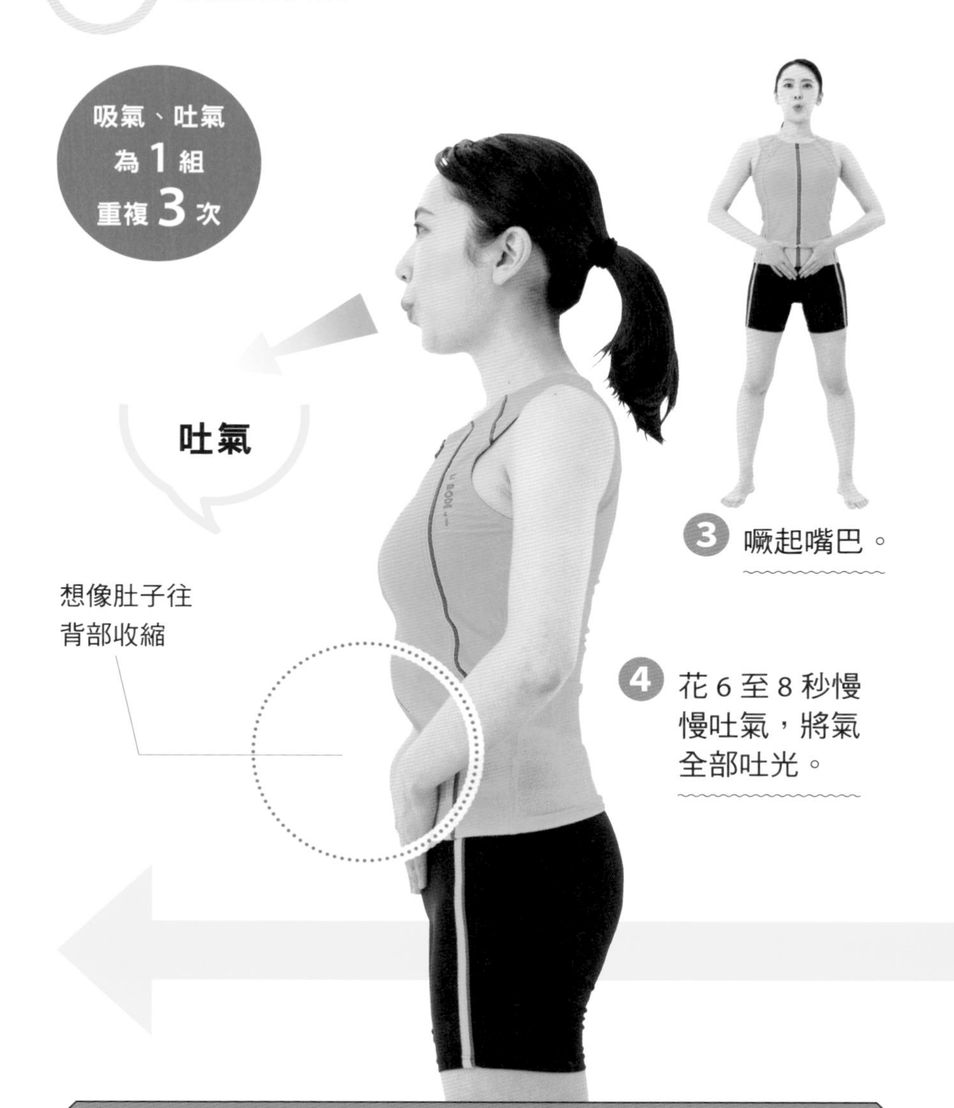

小叮嚀

拉長吐氣時間的深呼吸，可刺激橫膈膜附近的自律神經，提高副交感神經的作用（讓身心放鬆），穩定自律神經。

慢呼吸可活化副交感神經，嘆氣也能有效減輕壓力

肺部位於胸腔，胸腔內的「壓力感受器」（baroreceptor）負責感受壓力。實驗證明，對壓力感受器施加壓力，可有效提高副交感神經（讓身心放鬆的自律神經）的作用。吐氣時間愈長，施加在壓力感受器上的壓力就愈大。換句話說，「慢呼吸」有助於強化副交感神經。

若沒時間做慢呼吸，不妨試著「嘆氣」。當我們感到不安或有心事時總是會嘆氣，各位不妨做一次嘆氣的動作。嘆氣時必須先屏住呼吸，再「唉」地一聲慢慢吐出氣息。拉長吐氣時間可提高副交感神經作用，重新調整因不安情緒或心事，在不知不覺間打亂的自律神經，以減輕壓力。

若你想嘆氣，請不要忍，而且要好好地嘆氣，吐氣時間愈長，效果更好。

五種自律神經一分鐘體操，站著就能放鬆全身，提神醒腦！

起床後若慌慌張張、手忙腳亂，會過度刺激交感神經，打亂自律神經平衡，應盡量避免。早上醒來後，先悠閒地做自律神經一分鐘體操，徹底放鬆全身，讓自律神經從副交感神經活躍，切換至交感神經旺盛的狀態。

伸展背部深呼吸

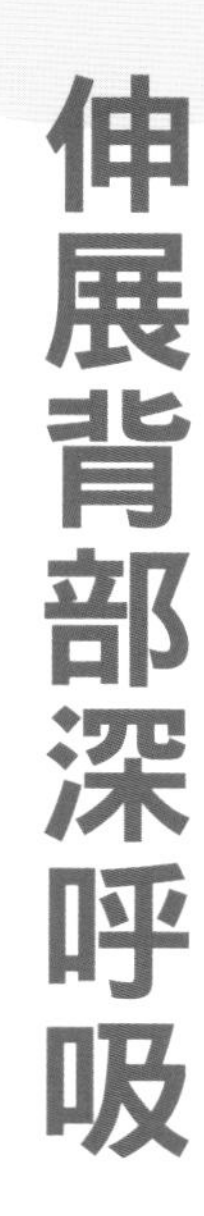

早上起床做一分鐘，放鬆僵硬的肩胛骨附近肌肉，調節自律神經。

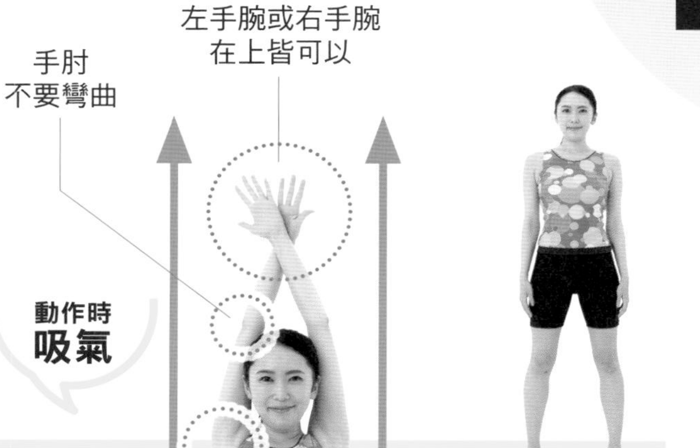

❶ 雙腳打開，與肩同寬。挺直背部站立。

❷ 雙手舉高，手腕在頭上交叉。吸氣，讓全身往上伸展。

重點

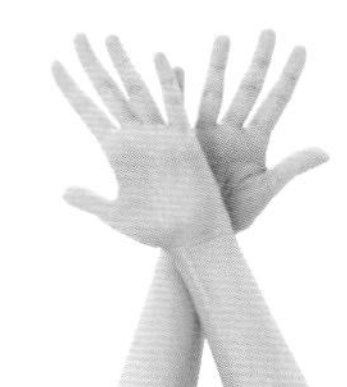

手腕交叉，互相用力緊貼，可帶動全身及刺激肩胛骨附近肌肉。雙手鬆開就無法活動肩胛骨肌肉，請務必維持正確姿勢。

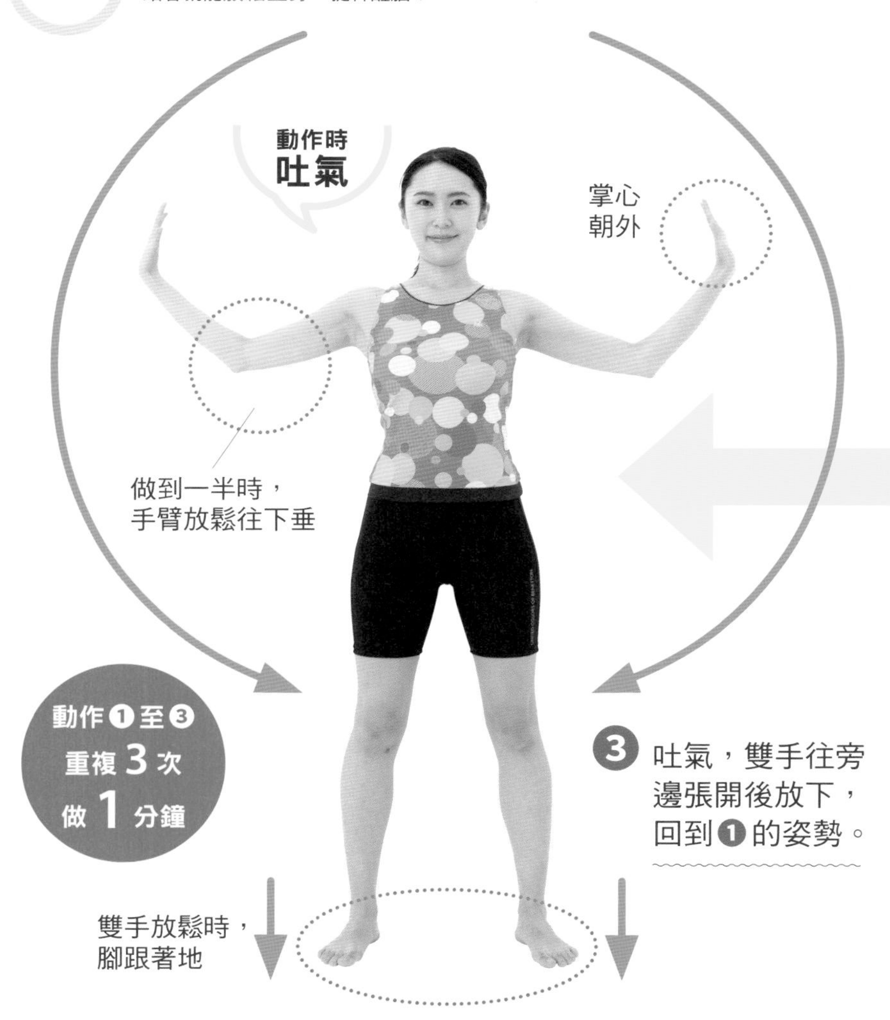

❸ 吐氣，雙手往旁邊張開後放下，回到❶的姿勢。

小叮嚀

交感神經過度旺盛時，會使頸部和肩胛骨周邊血管收縮，肌肉緊繃，導致肩膀僵硬。早上起床時，不妨挺直背部，放鬆肩胛骨附近肌肉，提高副交感神經的作用。

全身伸展

放鬆僵硬的肩膀與腰部肌肉，促進血液循環，喚醒身心。

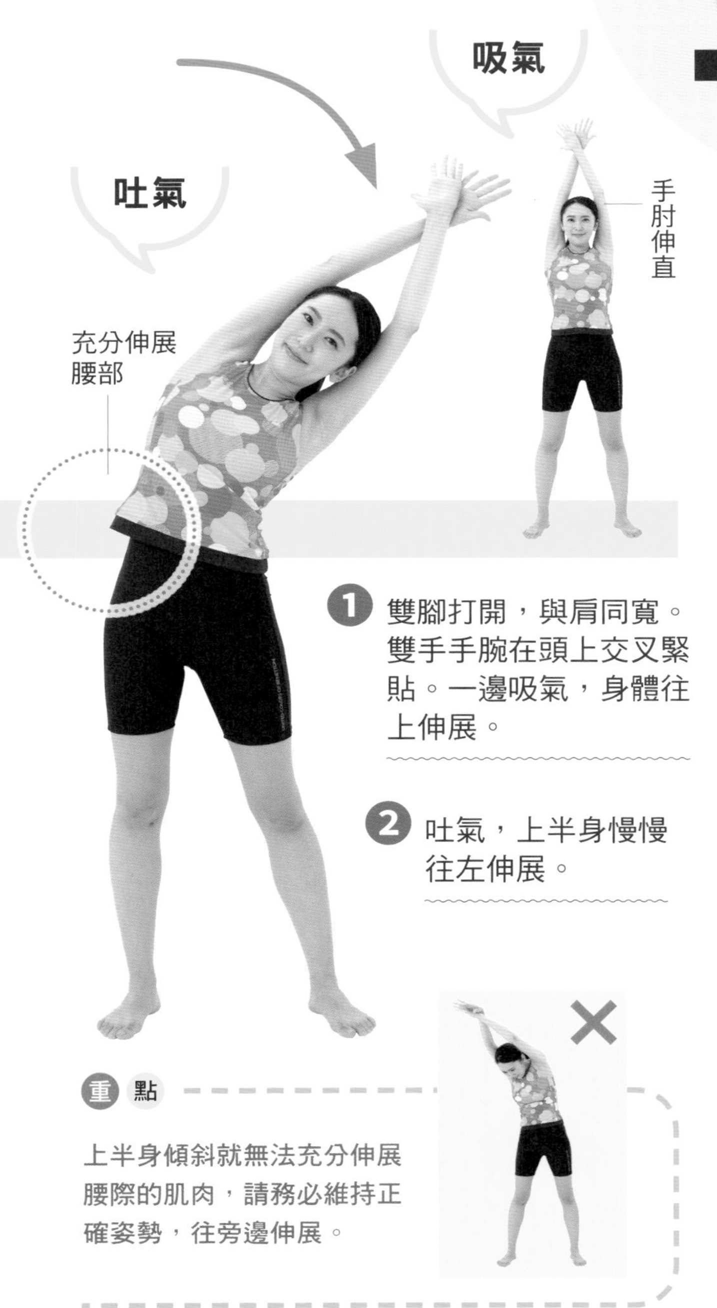

1. 雙腳打開，與肩同寬。雙手手腕在頭上交叉緊貼。一邊吸氣，身體往上伸展。
2. 吐氣，上半身慢慢往左伸展。

重點

上半身傾斜就無法充分伸展腰際的肌肉，請務必維持正確姿勢，往旁邊伸展。

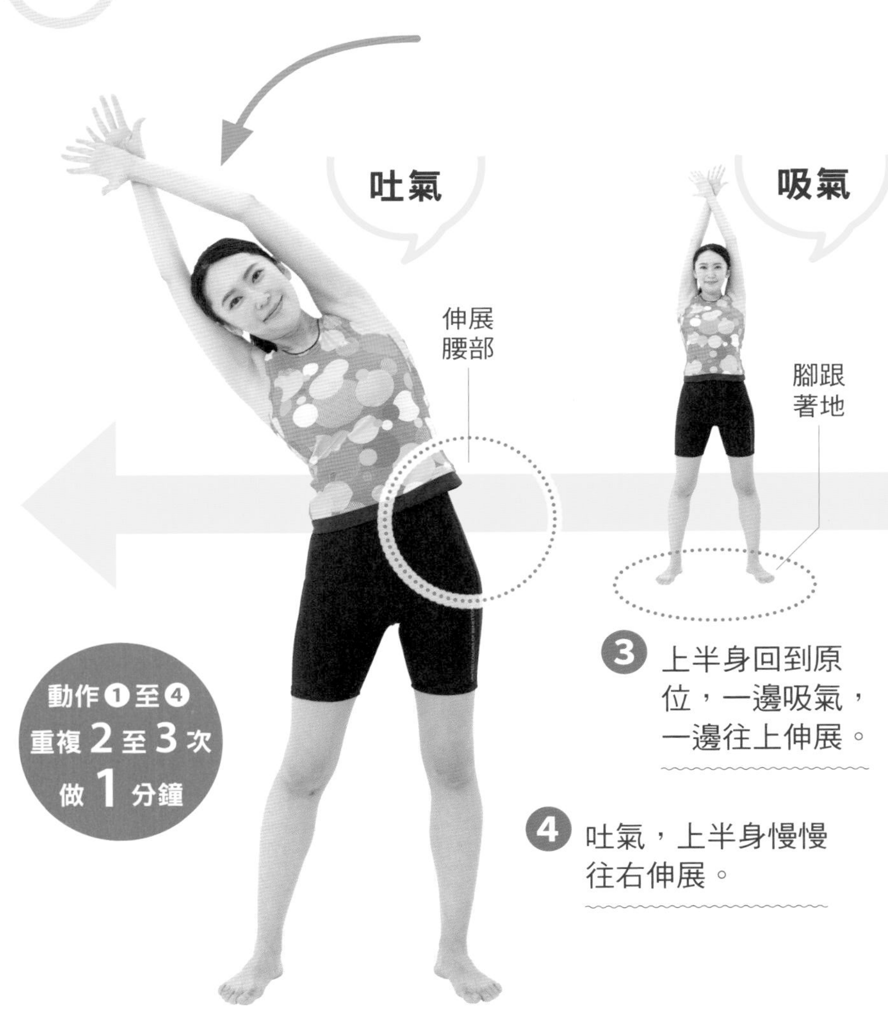

❸ 上半身回到原位，一邊吸氣，一邊往上伸展。

❹ 吐氣，上半身慢慢往右伸展。

小叮嚀

配合呼吸，身體往左右兩邊傾斜，挺直腰部時，可放鬆胸廓、肩膀和腰部周邊肌肉，促進全身的血液循環。當大量血液送往腦部和肌肉時，便可調節自律神經。

扭腰跳躍

腸道與自律神經密切相關，只要刺激腸道，就能排便順暢。

❶ 雙腳打開，與肩同寬，挺直背部站立。

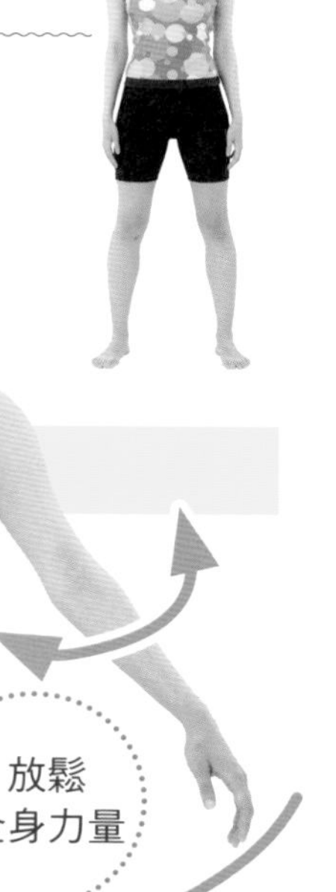

❷ 往上跳躍，身體同時往右扭轉。

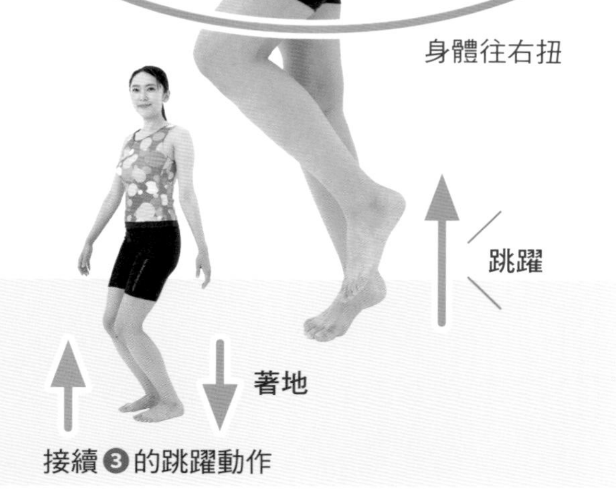

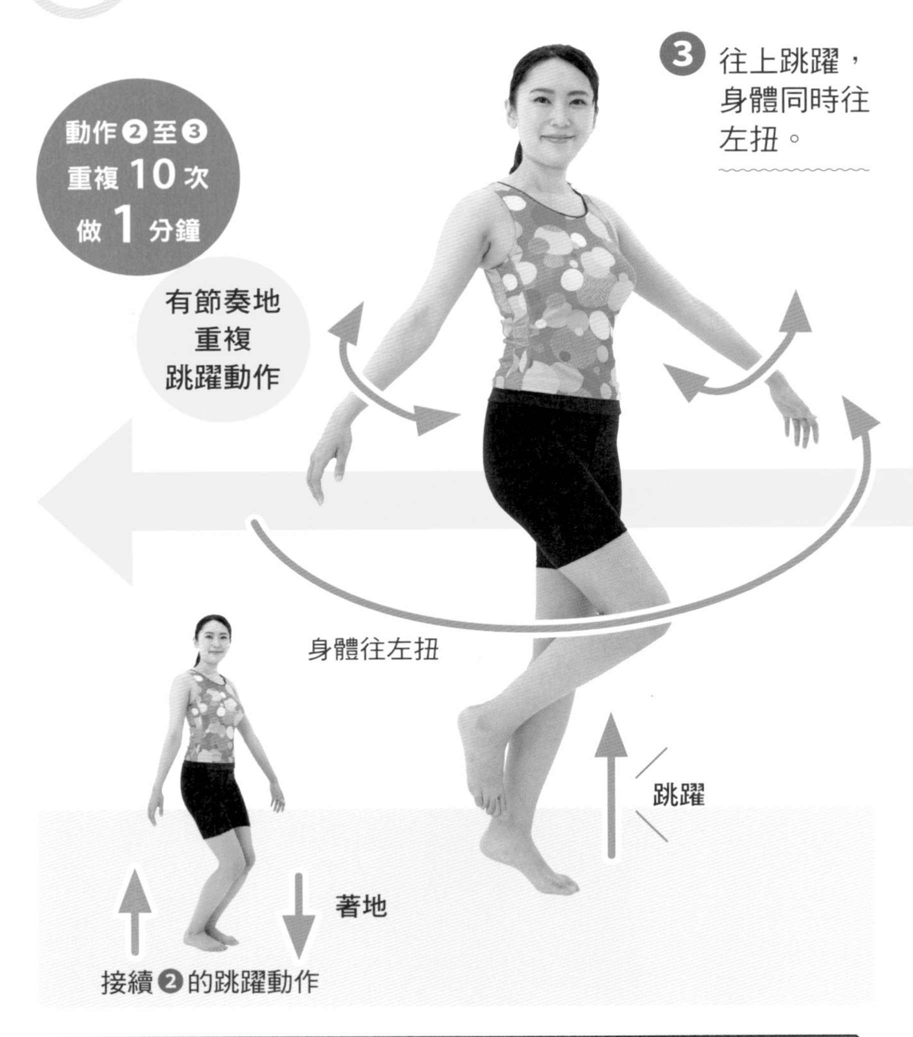

小叮嚀

轉動身體可以刺激腸道，活化腸道功能。同時還能促進腸道蠕動，有效改善便祕。腸道環境變好，自律神經也能維持平衡。

胸廓放鬆

擴張胸廓，**使呼吸順暢**，活化大腦與自律神經。

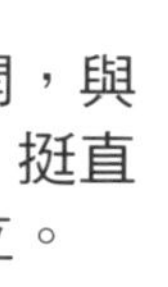

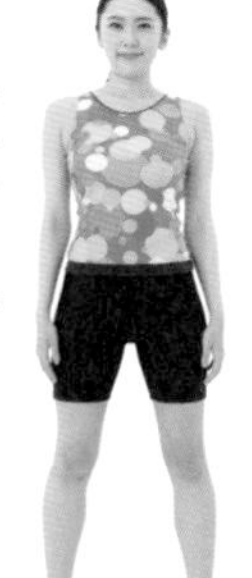

❶ 雙腳打開，與肩同寬，挺直背部站立。

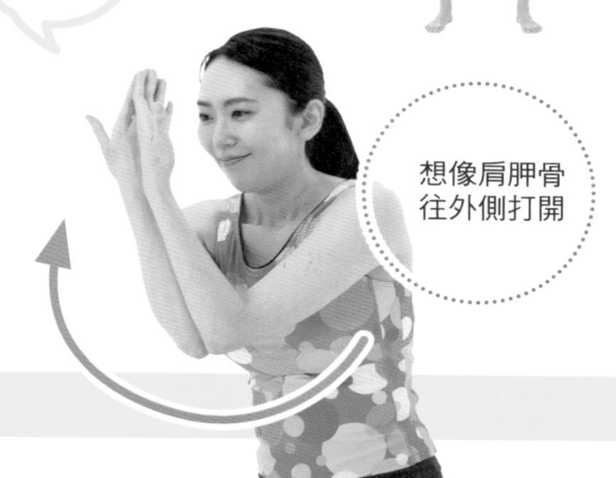

❷ 吸氣，捲曲身體，雙手的手背到手肘在上半身前方緊貼。

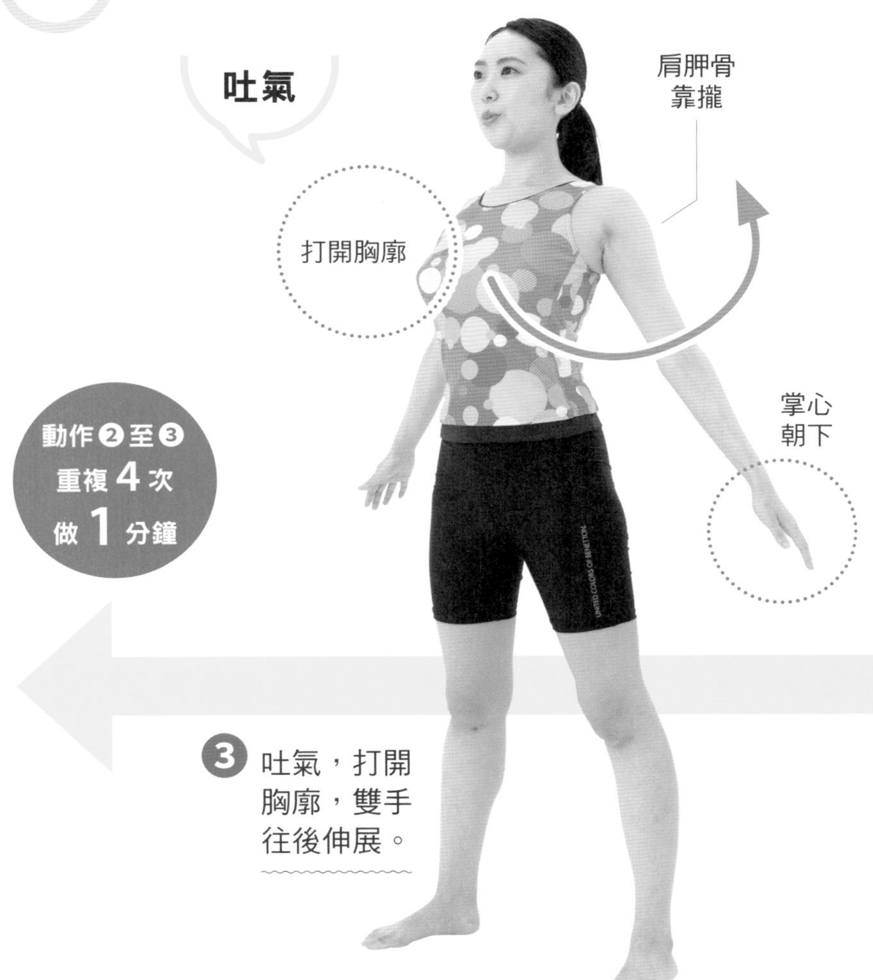

❸ 吐氣，打開胸廓，雙手往後伸展。

小叮嚀

像籠子一樣包覆肺部的骨質支架稱為胸廓。肩胛骨完全打開，胸廓就會擴張，使呼吸順暢，吸入更多氧氣。這個動作可促進血液循環，活化腦部和自律神經。

手腕緊貼轉動上身

大幅轉動全身，可刺激全身肌肉，並調節自律神經。

❶ 雙腳打開，與肩同寬。雙手高舉過頭，手腕交叉緊貼。

呼吸
要緩慢
開始
握拳
張開
想像要伸手抓住遠方的物品
握拳
手肘伸直
握拳
張開

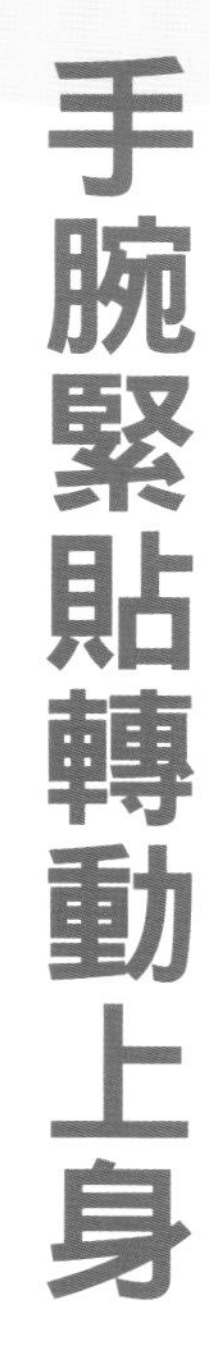

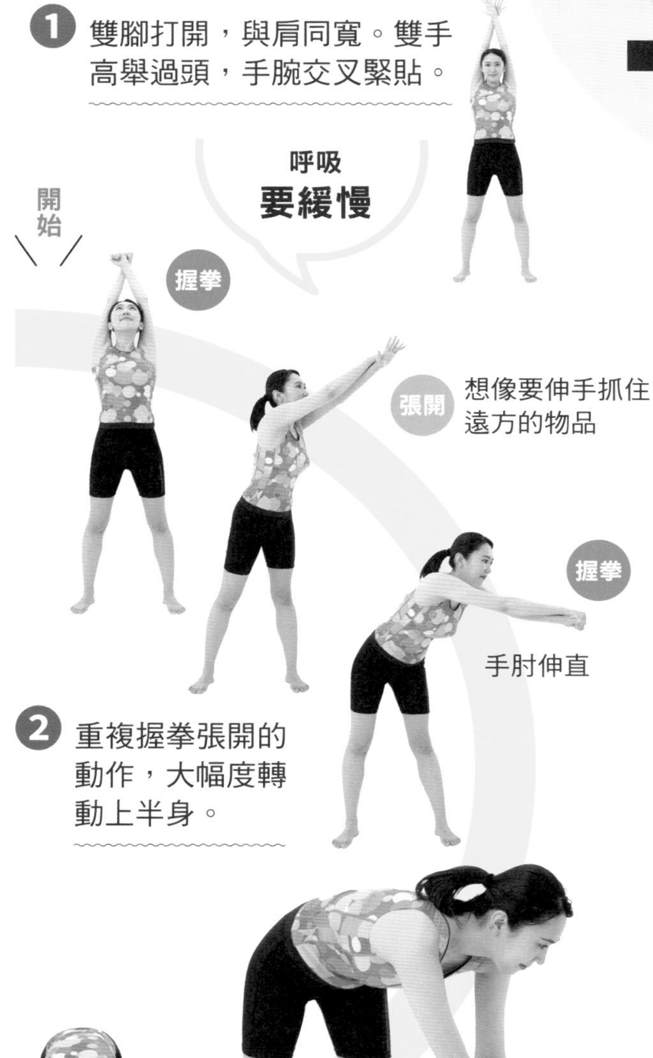

❷ 重複握拳張開的動作，大幅度轉動上半身。

動作❷至❸
重複2次
做1分鐘

❸ 轉一圈後，朝反方向重複相同動作。

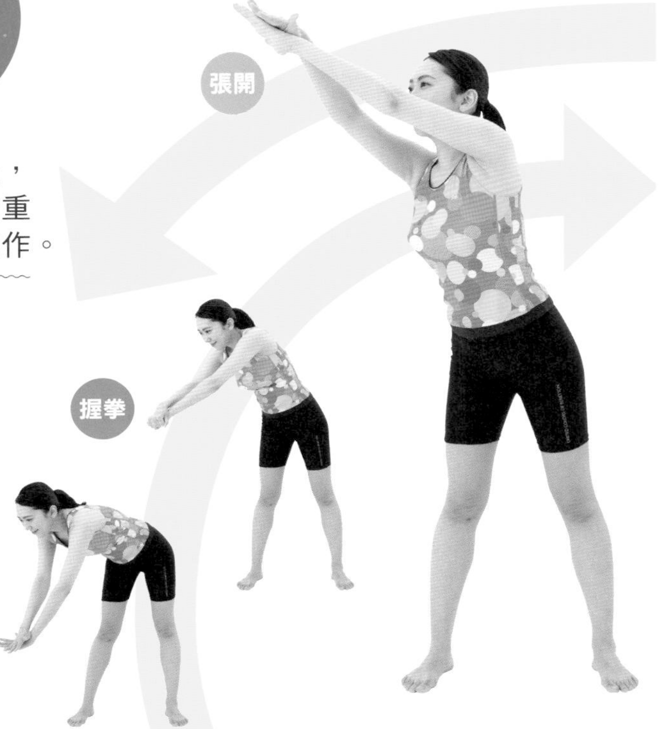

小叮嚀

手腕緊貼，大幅轉動上半身的動作，可刺激體幹（尤其是橫膈膜）、肩膀周邊與下肢肌肉，除了促進全身血液循環，調節自律神經外，也能改善手腳冰冷的症狀。

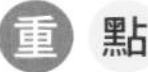

重點

手肘要伸直，才能保持軸心轉動身體。若彎曲，便無法伸展肩膀和肩胛骨。

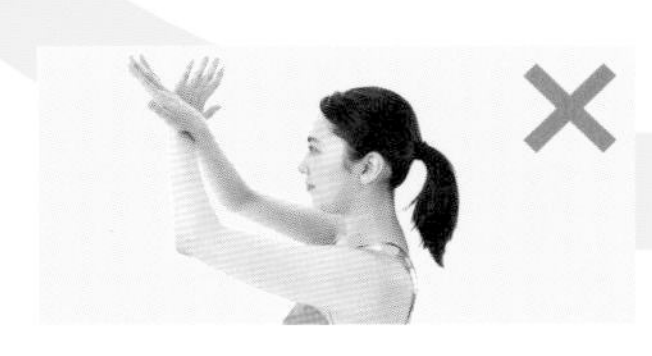

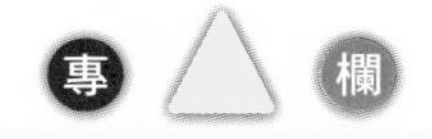

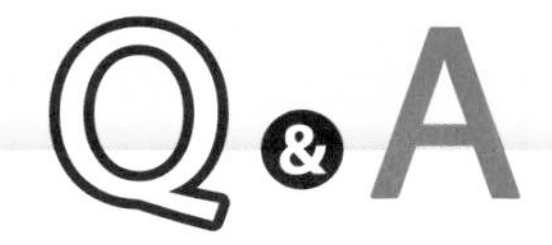

Q1 從事跑步等激烈運動的效果，不是比較好嗎？

A 運動可有效調節自律神經，但激烈運動有時反而會造成反效果，一定要注意。從事激烈運動時，呼吸一定會變淺變快，導致交感神經（活化身心運作的自律神經）過度旺盛，最後很可能引發自律神經失調。

若要調節自律神經，建議實踐本書介紹的體操，或是走路等輕度運動。

此外，下午到傍晚是從事激烈運動最好的時段。早上身體還沒醒，驟然從事激烈運動會造成身體負擔，不只容易打亂自律神經，也會增加受傷的風險。

Q2 書中介紹的所有體操動作，每天都要做嗎？

A 本書依照早中晚介紹適合的自律神經 1 分鐘體操，但沒必要每天都做所有的動作。強迫自己做運動只會造成壓力，反而打亂自律神經。

不只是自律神經 1 分鐘體操，運動最重要的是開心與持續。以自己的步調，在做得到的範圍內執行，這是基本原則。

一開始在自己做得到的範圍內做自律神經 1 分鐘體操，之後再慢慢增加其他動作即可。此外，遇到身體微恙時，請勿勉強自己，應好好休息。尤其是有心臟或呼吸系統疾病者、膝蓋或髖關節有問題的患者，做運動前請先諮詢醫師的意見，再進行運動。

第6章

白天壓力較大，空檔時在椅子上做操，效果也很好！

白天是交感神經居優勢的時段，若想讓自己充滿活力，調節自律神經的節奏相當重要。

不過，壓力會使交感神經過度高張，一定要特別小心。

利用自律神經一分鐘體操，讓自己適度放鬆。

坐姿輕按頭部

在工作空檔重振精神！
重拾冷靜態度，**提升專注力**。

❶ 坐在椅子上，挺直背部，挺起胸膛。利用食指、中指與無名指等三根手指頭，按照以下方向輕按：
① 從額頭前方往頭部側邊。
② 從頭部側邊的上方往下。

深呼吸

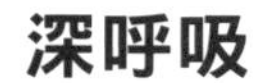

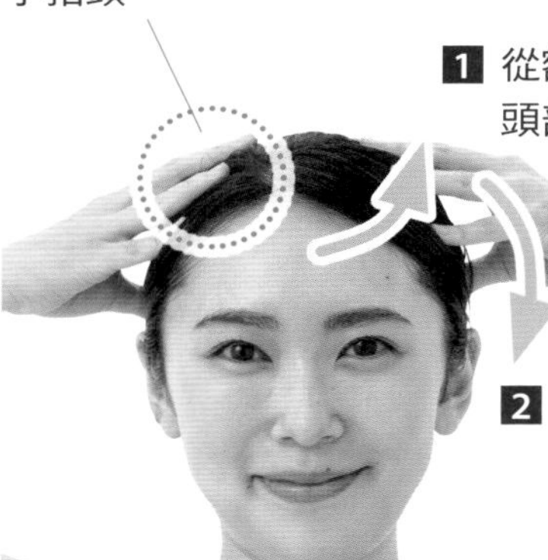

利用食指、中指與無名指等三根手指頭

1 從額頭前方往頭部側邊輕按。

2 從頭部側邊的上方往下輕按。

重點

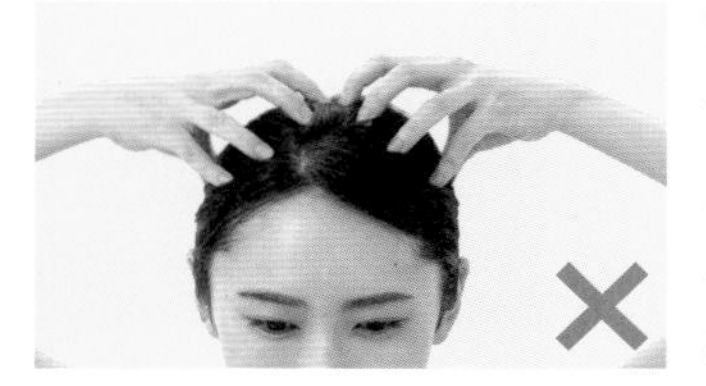

若粗魯用力地按頭部，反而會降低副交感神經作用，造成反效果，只要輕柔按壓即可。

2 輕按臉部上 3 至 7 的位置。

依序輕按 1 至 7 做 1 分鐘

依照身體狀況重複做 2 至 3 次

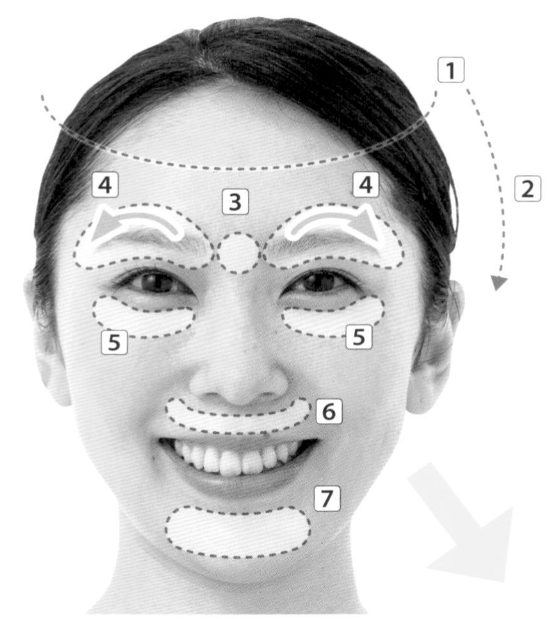

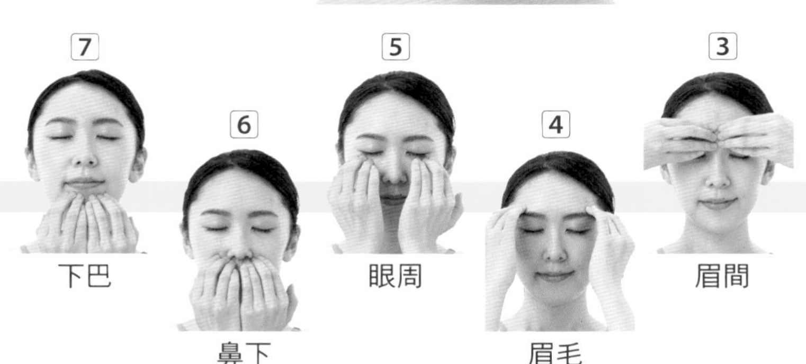

無須想得太複雜，只要輕按自己覺得舒服的地方即可。

小叮嚀

頭部和臉部穴道十分敏感，以指腹輕按的力道即可活化副交感神經。此外，有節奏地刺激頭部和臉部，有助於增加全身血流量，舒緩心情，進入放鬆狀態。

坐姿搖動手腕

利用搖動舒緩緊張，
是調節自律神經的最新放鬆法。

❶ 坐在椅子上，挺直背部。以左手支撐右手腕，像是握著桌球般輕輕包覆右手腕，再輕輕搖動手腕 30 秒。

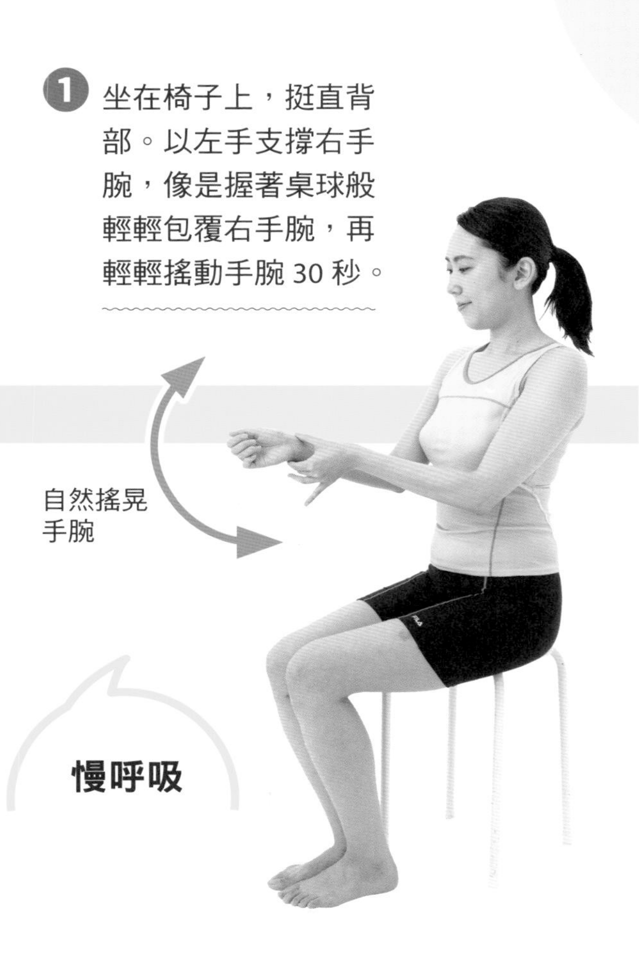

慢呼吸

小叮嚀

手腕是使用頻率很高，容易造成負荷的部位。搖動手腕可幫助血液運送至手指末梢，提高與促進血流有關的副交感神經作用。此外，血液流動也會帶來溫度，可有效改善手指冰冷。

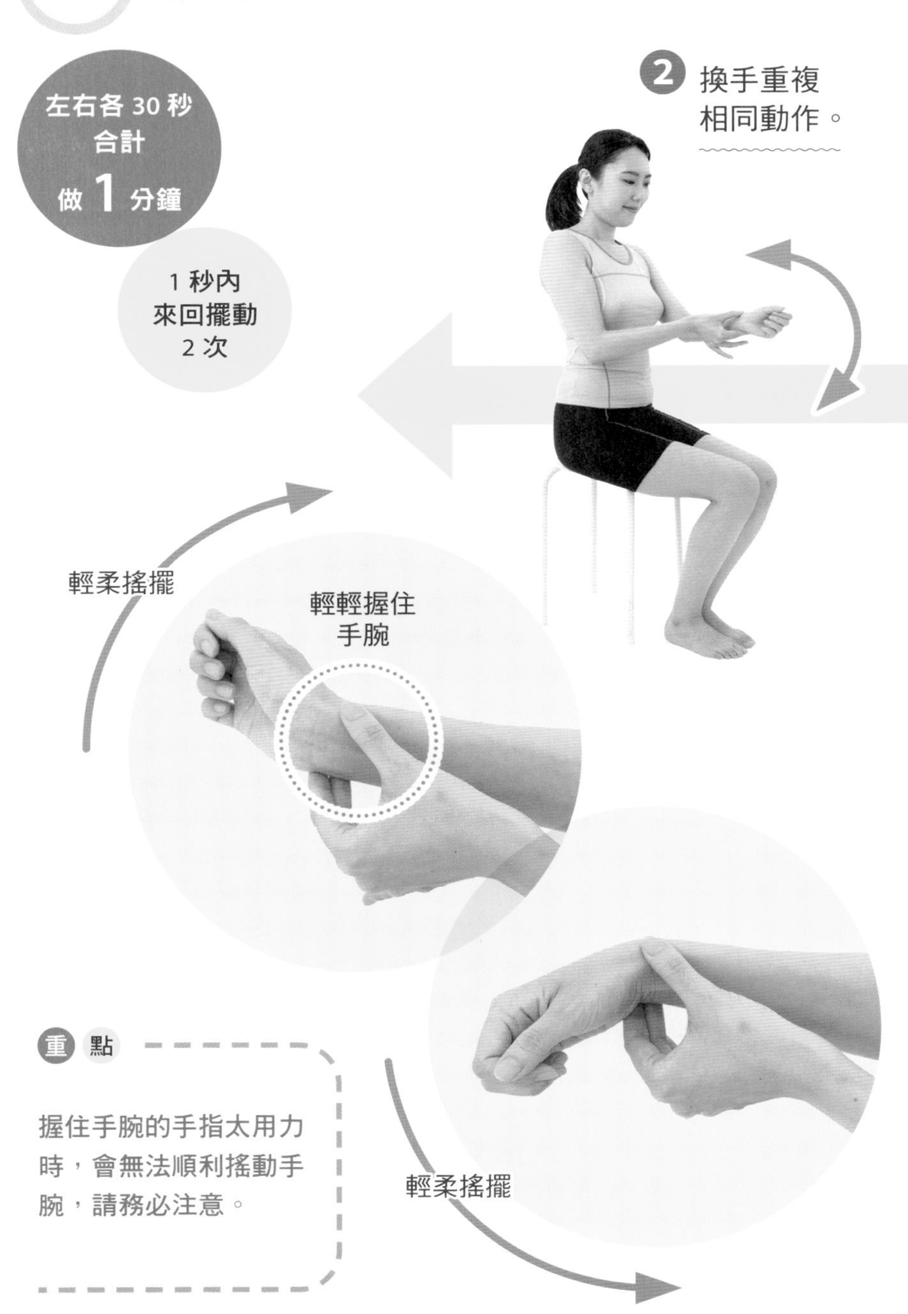

重點

握住手腕的手指太用力時，會無法順利搖動手腕，請務必注意。

坐姿轉動頸部

休息時做此動作，可重整自律神經，消除疲勞與倦怠感。

❶ 坐在椅子上，挺直背部，挺起胸膛。雙手往前伸直並交叉手腕。

雙手手腕確實緊貼交叉

手肘伸直不可彎曲

重點

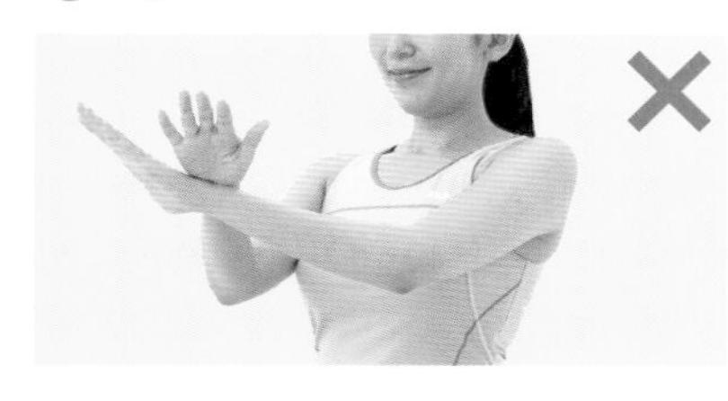

手肘千萬不能彎曲。

慢慢轉動頸部，速度過快會造成頸椎負擔，請務必小心。

❷ 維持動作 ❶ 的姿勢，慢慢地往右及左轉動頸部。左右轉動 1 次為 1 組，重複 3 次。

重複 3 次
動作❷
做 1 分鐘

放慢
呼吸速度

小叮嚀

轉動頸部可刺激頸部周圍的粗血管，與副交感神經之一的迷走神經、交感神經聚集的星狀神經節，並調節自律神經，也有助於消除疲勞和倦怠感。

坐姿伸展手臂

能立刻舒緩因壓力造成的身體緊繃，有助於冷靜完成工作。

❶ 坐在椅子上，挺直背部，挺起胸膛。右手伸直，抓住左手腕。伸出左手的大拇指、食指與小指，左手肘小幅度往後拉 10 次。

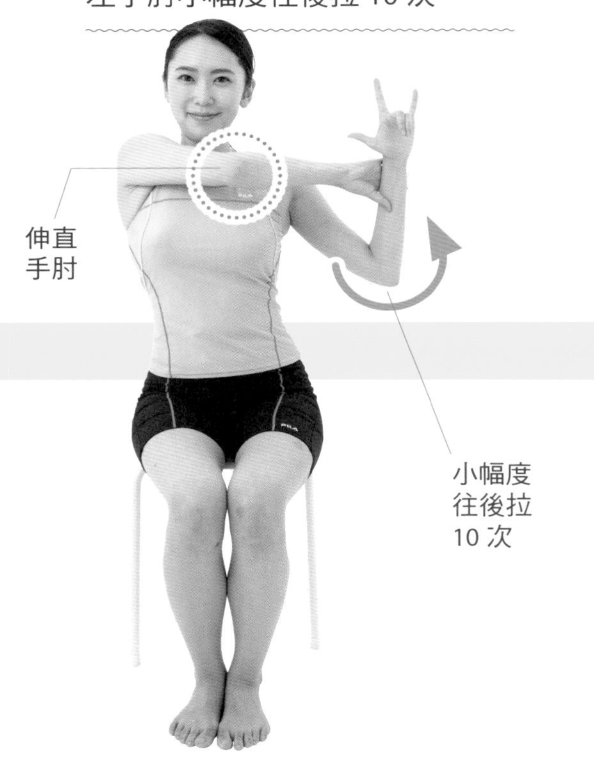

小叮嚀

按住並伸展身體末梢的手腕，可放鬆前臂到肩胛骨附近的肌肉。並促進以上肢為中心的血液循環，提高副交感神經的作用。

❷ 換另一手動作。伸直左手，抓住右手腕。與 ❶ 一樣，右手伸出 3 根手指，右手肘小幅度往後拉 10 次。

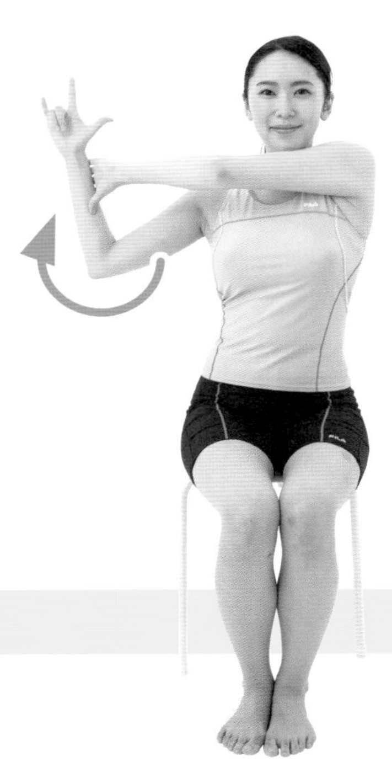

動作❶至❷為1組
重複3至4次
做1分鐘

也能有效
舒緩緊張

重點

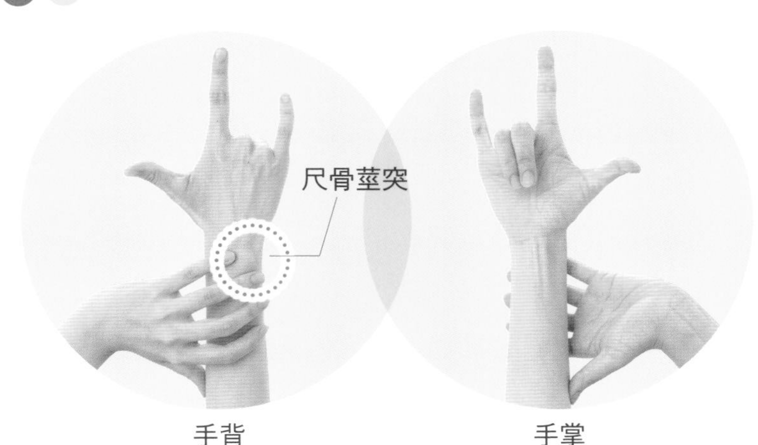

用一隻手的小指和無名指，夾住另一邊手腕處的尺骨莖突（手腕小指側的突起處）。

坐姿搖膝蓋

立刻消除下肢疲勞、水腫和倦怠感，也能調節自律神經。

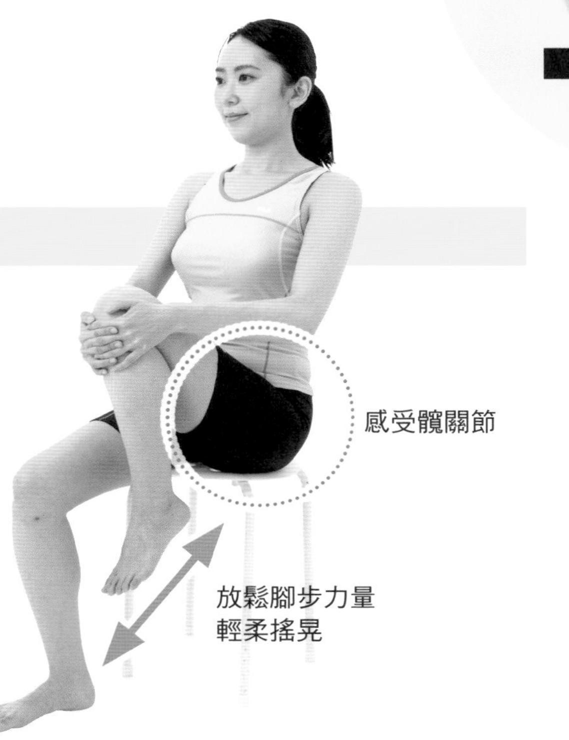

❶ 坐在椅子上，挺直背部。雙手抱住單腳膝蓋，放鬆腳步力量，用手的力量讓該隻腳前後晃動 10 次。

小叮嚀

輕輕晃動足部可刺激小腿肌肉，活化小腿的幫浦功能，幫助血液回到心臟，有效改善水腫。也能促進血液循環，調節自律神經。

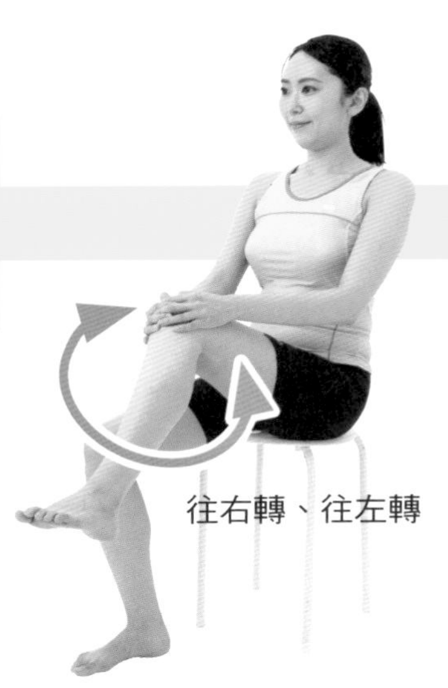

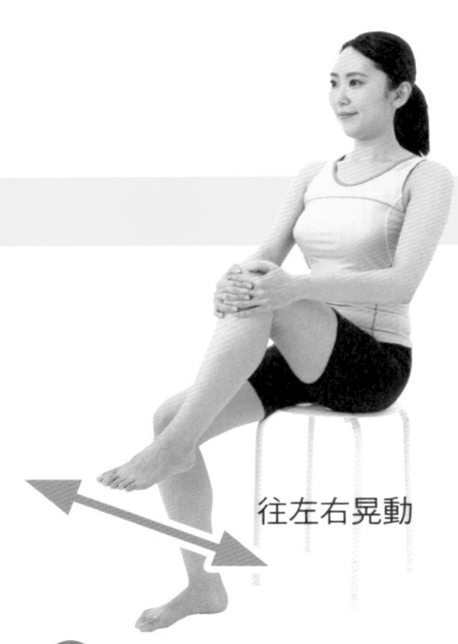

❸ 用手的力量讓膝蓋以下往右轉及往左轉，各做 1 次。

❷ 用手的力量讓膝蓋以下左右晃動 10 次。

❹ 換腳並重複❶至❸的動作。

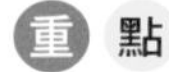

動作❶至❸為1組
左右腳都要做
做 1 分鐘

只用手的力量讓腳晃動

重點

身體一旦往前傾就沒效，請注意身體姿勢。

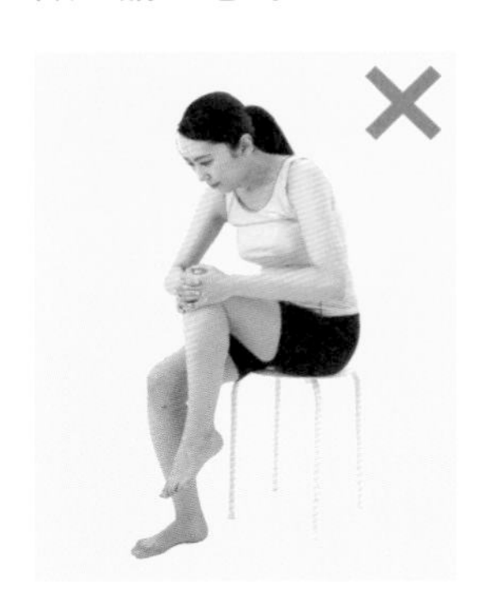

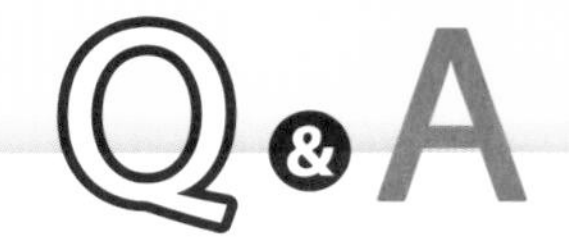

Q3 可以邊看電視，邊做自律神經 1 分鐘體操嗎？

A 若邊看電視邊做操，會在做操的過程中吸收各種資訊，可能也包括令人不舒服或感到悲傷的內容。若因為這些內容忽喜忽悲，就無法穩定心緒，也不能調節自律神經。不只是自律神經 1 分鐘體操，研究發現，做伸展操時也要感受運動的肌肉，才能提高運動效果。想避免運動傷害就不能「分心做體操」，專心運動才是正道。

Q4 飯後可以立刻做自律神經 1 分鐘體操嗎？

A 為了消化食物，飯後大量血液會流往腸胃等消化系統。此時做操會增加肌肉的血流量，以運送氧氣和營養，導致消化系統的血流量變少，形成消化不良。不僅如此，還會造成胃部負擔，因此飯後絕對不能立刻做運動，至少應間隔 30 分鐘到 1 小時。此外，空腹時做運動可能引發起立暈眩現象，肚子餓時不妨吃一點香蕉或優格等輕食，再開始運動。

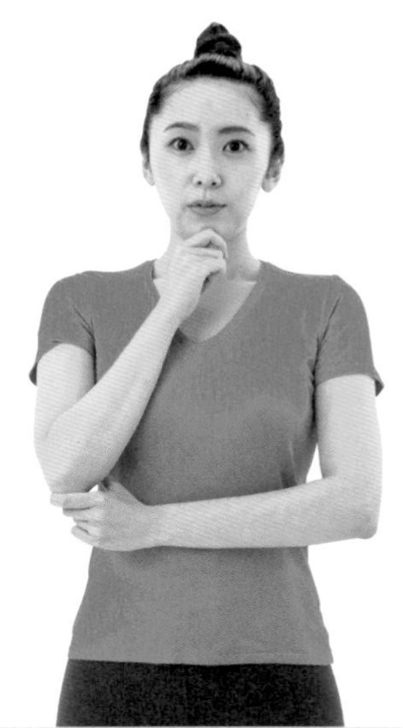

第7章

睡前躺在床上做操，就能一覺到天亮！

入夜後，讓自律神經從交感神經旺盛切換至副交感神經活躍的狀態，這是最理想的情形。只要副交感神經確實作用，就能睡得好，提升睡眠品質。每天做自律神經一分鐘體操，可提高副交感神經的作用，獲得優質睡眠。

躺姿扭轉

感到焦慮無法入眠時，**此動作可放鬆心情，**一覺到天亮。

❶ 仰躺在地，腹部放鬆，雙膝呈 90 度彎曲。雙手往左右兩邊張開，掌心朝上，慢慢呼吸。

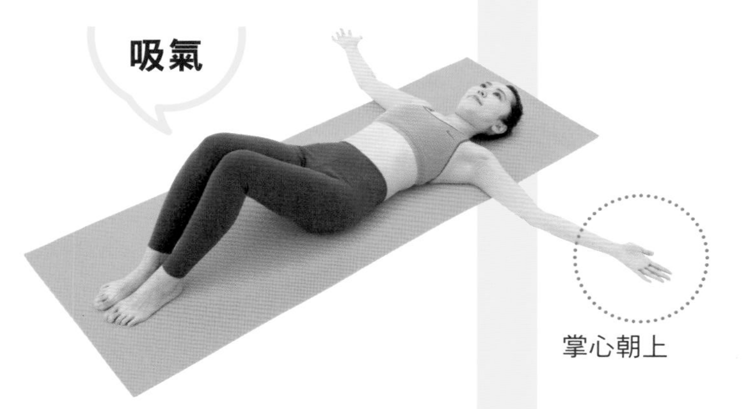

❷ 吐氣，雙膝慢慢往右倒，同時掌心改朝下。

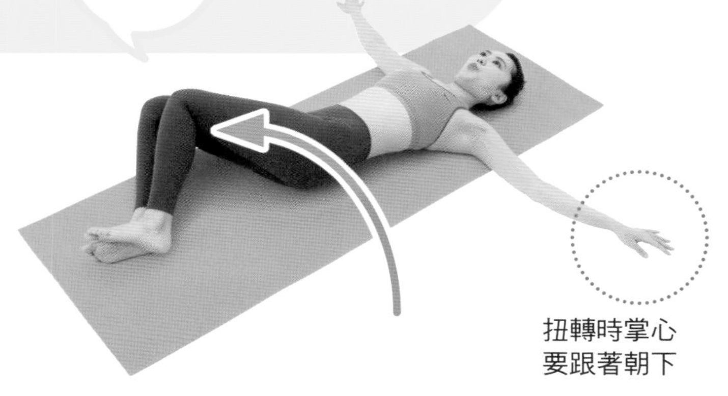

動作❷至❸
重複2次
做1分鐘

有助於
改善睡不著的
問題

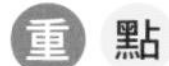

重點

背部不可離開地面，整個過程必須維持腹部放鬆，背部貼地的狀態。

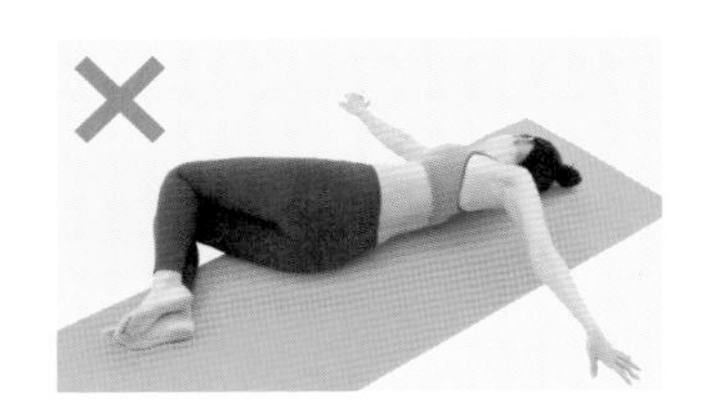

❸ 吸氣，雙膝回到原位；吐氣，雙膝慢慢往左倒。膝蓋往左倒的同時，掌心往上翻。

吸氣／吐氣

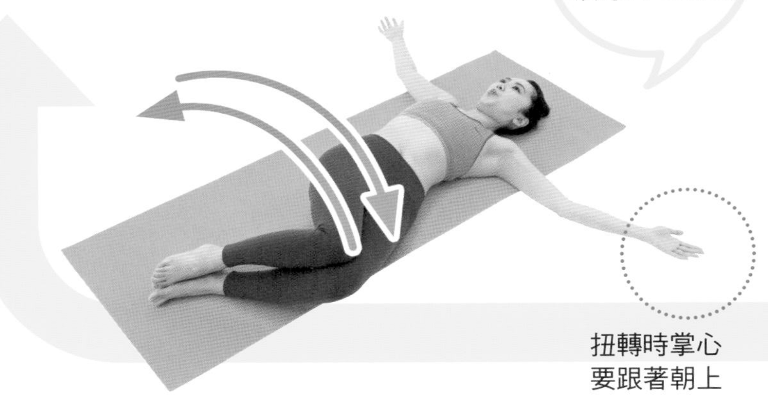

扭轉時掌心
要跟著朝上

小叮嚀

感到焦慮無法入眠，是因為交感神經旺盛，大腦和身體處於活動模式的緣故。睡不好會導致白天想睡，且感到倦怠、注意力低下，凡事提不起勁。舒緩髖關節和緊繃的身體，讓副交感神經活躍，便可切換至休息模式。

躺姿搖晃骨盆

自律神經通過脊椎，**可調整脊椎並放鬆身心**，讓你在隔天起床時神清氣爽。

❶ 仰躺在地，稍微打開手腳。

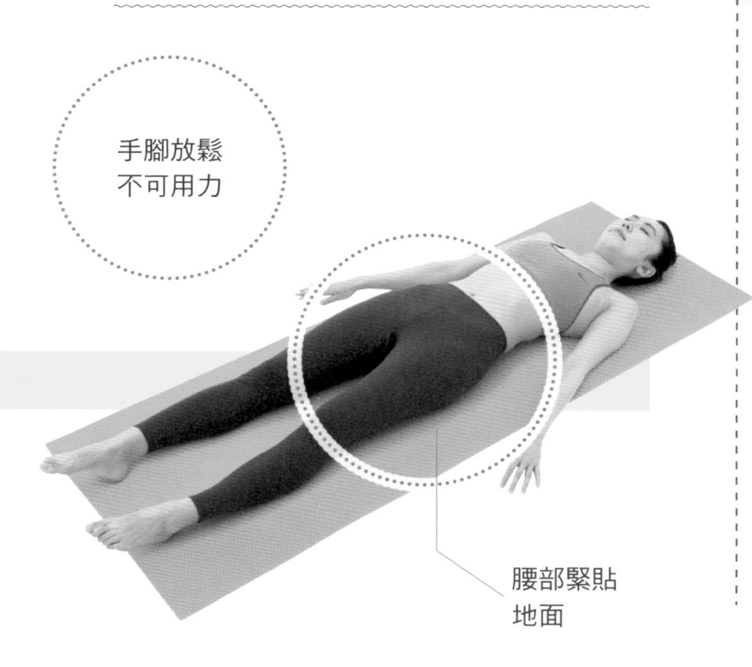

重點

放鬆全身力道，輕輕搖晃骨盆，使單側骨盆稍微抬起即可，手腳不需用力，避免身體過度晃動。

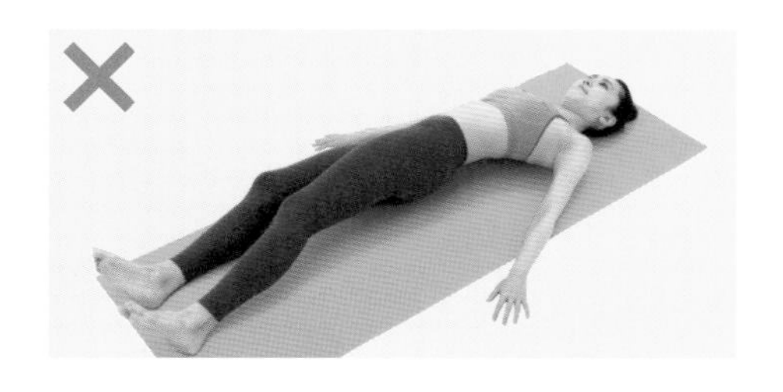

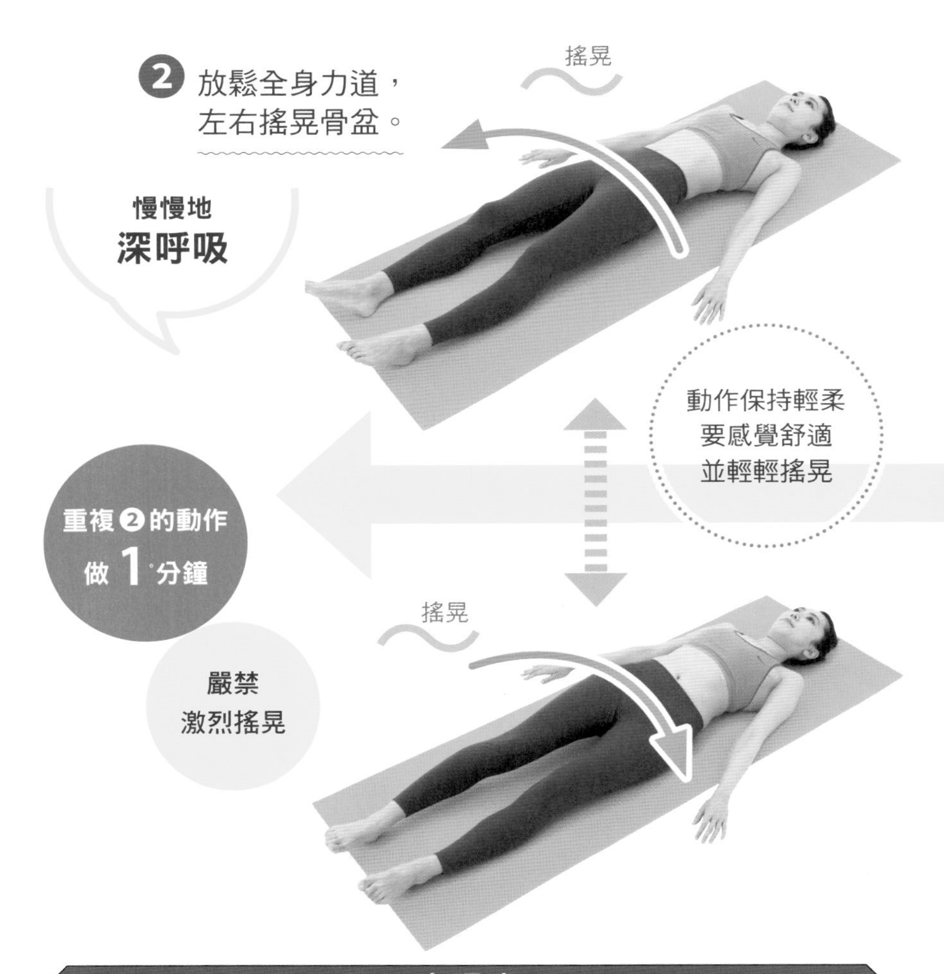

小叮嚀

放鬆全身力道，躺在地上搖晃身體，可充分舒緩身心，並調整脊椎、骨盆和髖關節，放鬆周邊肌肉，提升副交感神經作用，獲得優質睡眠，讓你隔天起床時神清氣爽。

躺姿放鬆脊椎及肩胛骨

躺在地上，做出「向前看齊」的姿勢後放鬆，即可進入深層睡眠。

❶ 仰躺在地，一邊吸氣，一邊向前伸直雙手，做出「向前看齊」的姿勢。此時要充分打開肩胛骨。

吸氣

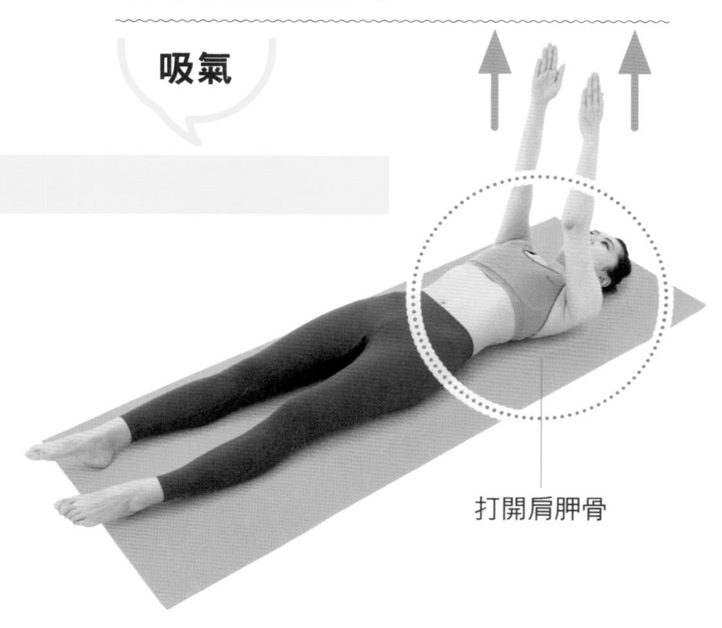

重點

伸直雙手時，肩胛骨往外打開。

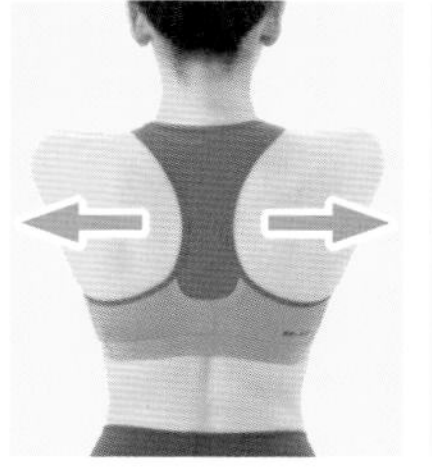

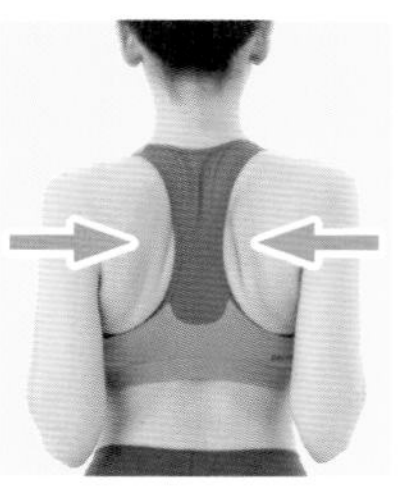

放下雙手時，肩胛骨往中間靠攏。

想像手臂從肩胛骨延伸出去，邊做邊感受肩胛骨的動作。

❷ 吐氣，瞬間放鬆手部力道，
雙手放在胸前。

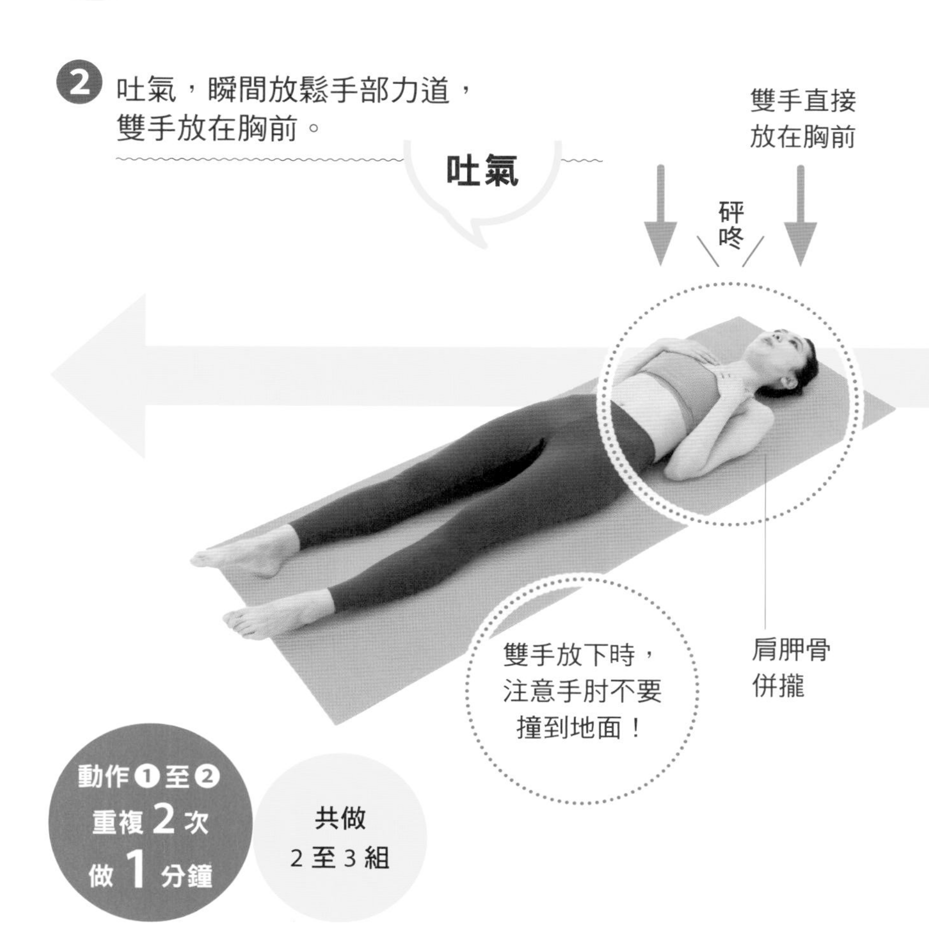

動作❶至❷
重複2次
做1分鐘

共做
2至3組

小叮嚀

肩胛骨往內靠攏、往外打開，有助於放鬆背部的菱形肌和斜方肌，改善肩膀僵硬。此外，還能促進血液循環，有效調節自律神經，助你熟睡到天亮。

躺姿放鬆全身

收縮與放鬆全身肌肉，**可消除一整天的疲勞**，並達到療癒的效果。

❶ 仰躺在地，雙手高舉過頭，手腕交叉，雙腳大拇趾交疊。吸氣後拉直全身。

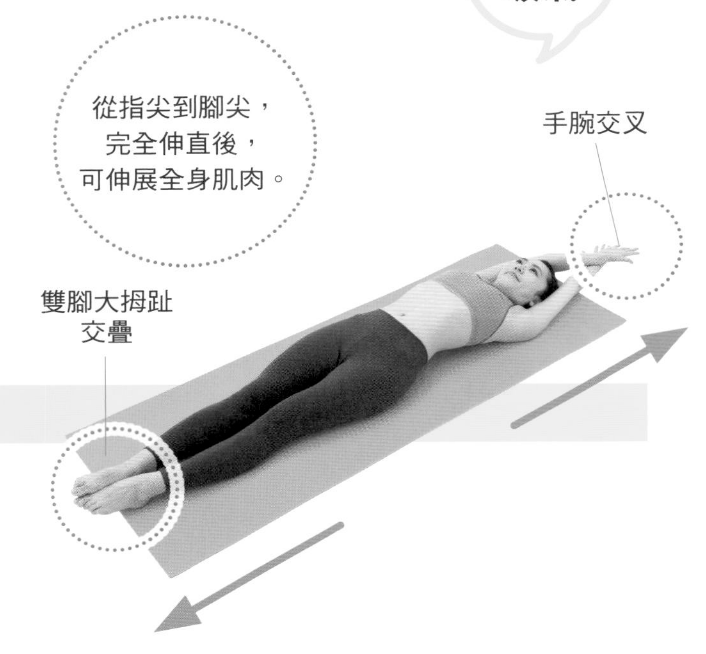

小叮嚀

全身用力使肌肉緊繃，之後再完全放鬆，使肌肉鬆弛。讓肌肉重複「用力與放鬆」的過程，可舒緩全身肌肉，提高副交感神經的作用，達到消除疲勞的功效。

❷ 吐氣後，瞬間放鬆全身力道。

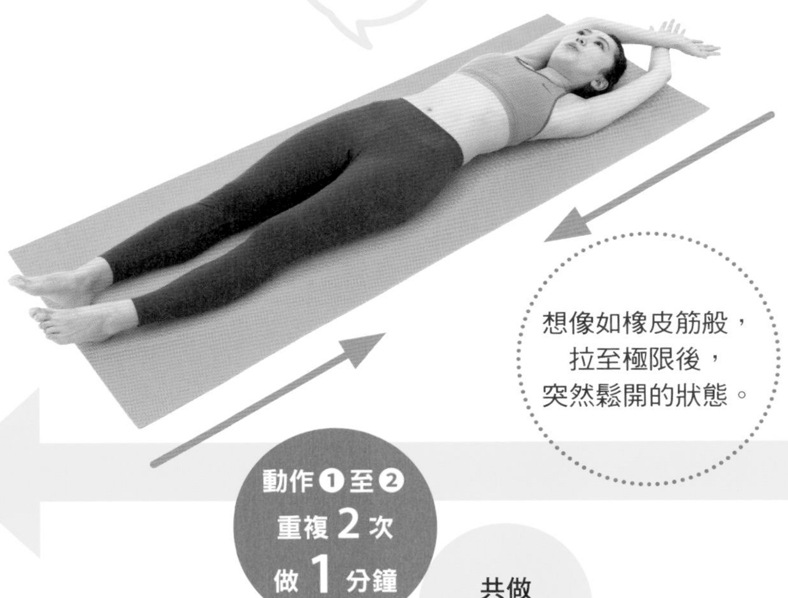

動作❶至❷
重複 2 次
做 1 分鐘

共做
2 至 3 組

重點

手腕交叉，雙腳大拇趾交疊。固定身體末梢後再做全身運動，可進一步放鬆肌肉。

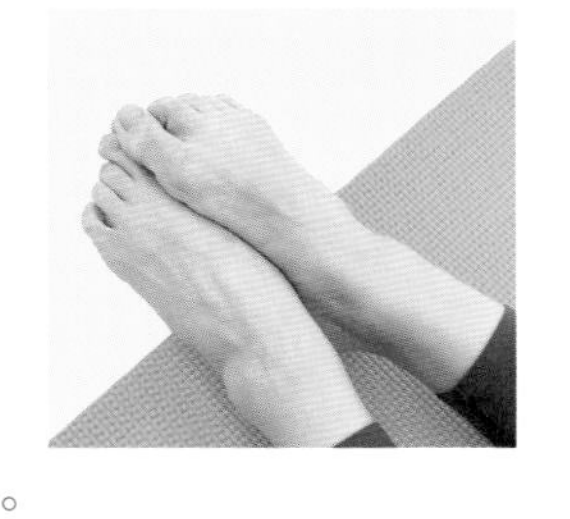

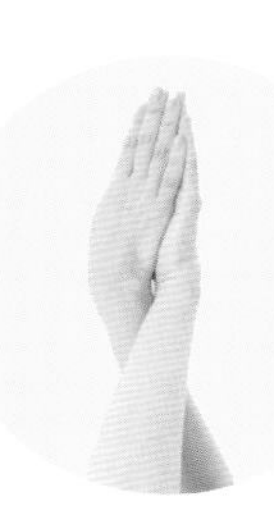

手腕交叉時若能交疊手掌，效果更好。

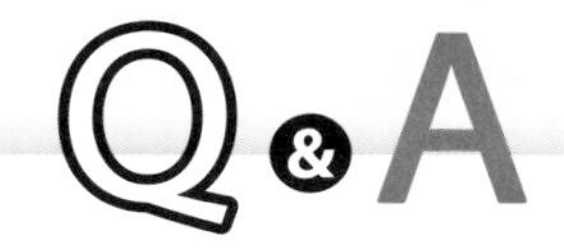

Q5 高齡者也能做自律神經 1 分鐘體操嗎？

A 自律神經 1 分鐘體操的最大特性在於對身體負擔很輕，動作也很簡單，不分老少，任何年齡都能做。此外，該體操還能輕鬆鍛鍊深層肌肉，有助於提升高齡者的運動機能。我常聽實踐者們分享他們的心得，包括「走路變得輕鬆」、「不再容易絆倒」、「爬樓梯變得更靈活」等。自律神經中的副交感神經主司放鬆身心，功能會隨著年齡增加逐漸衰退。事實上，年紀愈大，自律神經愈容易紊亂，所以高齡者更該做自律神經 1 分鐘體操。

Q6 做自律神經 1 分鐘體操會變瘦嗎？

A 許多人為了追求好身材，採取激烈的減肥方式，但減肥原本的目的並非只是減輕體重，打造健康且凹凸有致的體型才是重點。為什麼自律神經 1 分鐘體操有助於健康瘦身呢？首先，只要自律神經平衡，血液循環就會順暢，使基礎代謝率（靜態時消耗的熱量）增加，自然容易燃燒脂肪。不僅如此，還能改善便祕，打造不易發胖的易瘦體質。此外，該體操還能輕鬆鍛鍊深層肌肉，可矯正姿勢，使體態緊緻。

第8章

早上喝水、放慢步調生活，是維持自律神經平穩的關鍵

從早上起床到晚上入眠！調節自律神經的全日紓壓行程表大公開

大多數打亂自律神經（不受意志影響，控制血管與內臟的神經）的主因潛藏在日常生活中，從另一個角度來看，只要稍加留意日常生活的小細節，就能調節自律神經。本章為各位介紹「二十四小時紓壓行程表」，歡迎各位親自實踐，絕對能讓自律神經維持在優質狀態。

早上

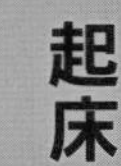

起床

吃早餐

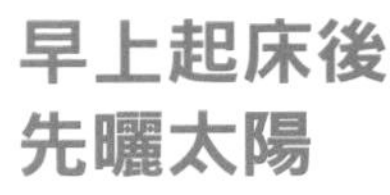

早上起床後先曬太陽

人體的生理時鐘分成活動期與休息期。早上起床曬太陽，身體就會進入活動期。此時交感神經活化，身心作用變得活躍。

喝一杯水

早上起床喝一杯水，可以刺激腸道，促進腸道蠕動（將內容物往前推送的運動），調整腸內環境，維持自律神經的平衡。

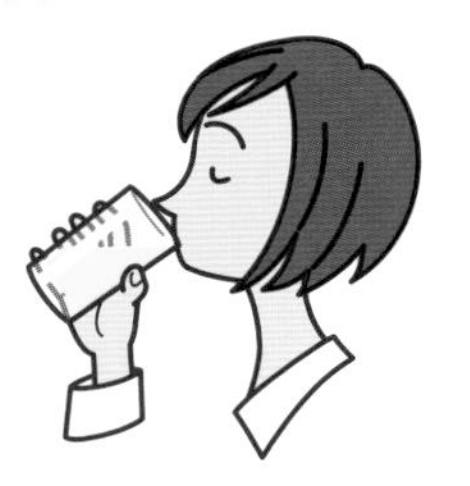

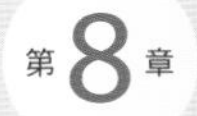

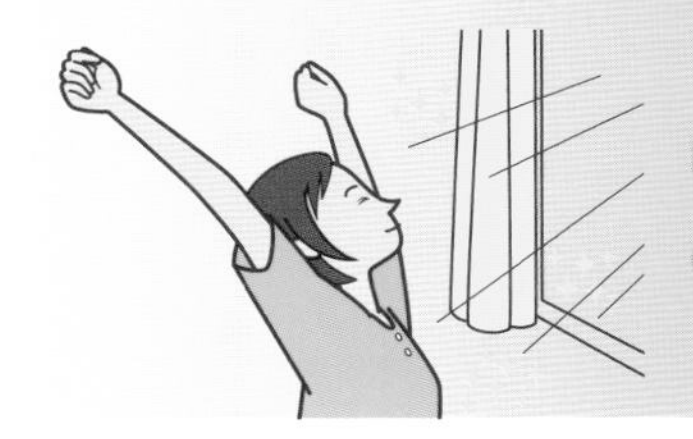

從副交感神經活躍的休息期，切換至交感神經旺盛的活動期

好好吃早餐

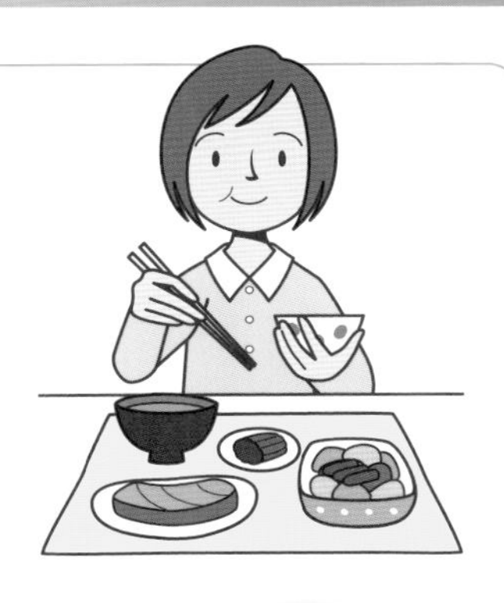

藉由飲食刺激腸胃，讓體內的生理時鐘從休息期切換至活動期。為了維持白天交感神經旺盛，晚上副交感神經活躍的自律神經週期，在固定時間用餐相當重要。

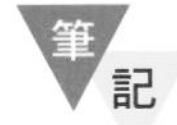

筆記

早餐建議吃香蕉及優格，這兩種食材皆含有血清素的前體（即色胺酸），有助於調節自律神經平衡。優格還能打造優質的腸內環境，有效預防便祕。

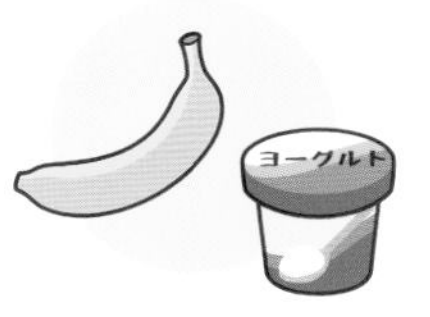

做站姿自律神經 1 分鐘體操

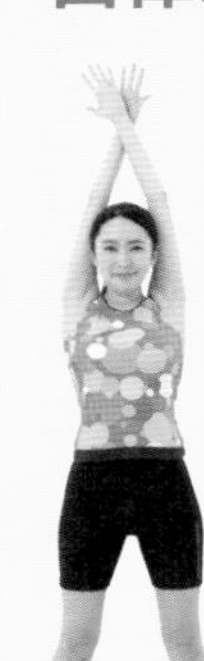

站著做體操，不但能輕鬆活動全身，還能充分舒緩身體的每一塊肌肉，有效喚醒身心。

➡ 請參照頁 66 至 75

仔細刷牙

早上手忙腳亂地準備出門，會使交感神經的作用瞬間升高，副交感神經作用快速降低。若能花時間仔細刷牙，保持從容態度，就能從副交感神經活躍的狀態，順利切換至交感神經旺盛的狀態。

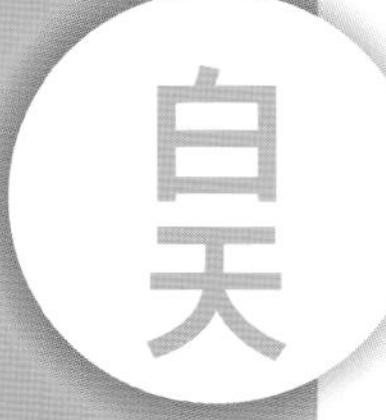

午餐

避免交感神經過度旺盛，
白天是調節自律神經的最佳時段。

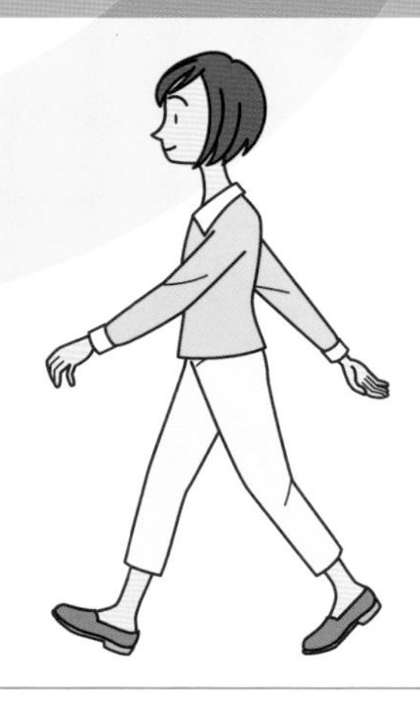

花時間好好享用午餐

吃太快會使交感神經作用急速上升，導致副交感神經的作用瞬間飆高，讓人飯後昏昏欲睡。請務必細嚼慢嚥，慢慢享用午餐。

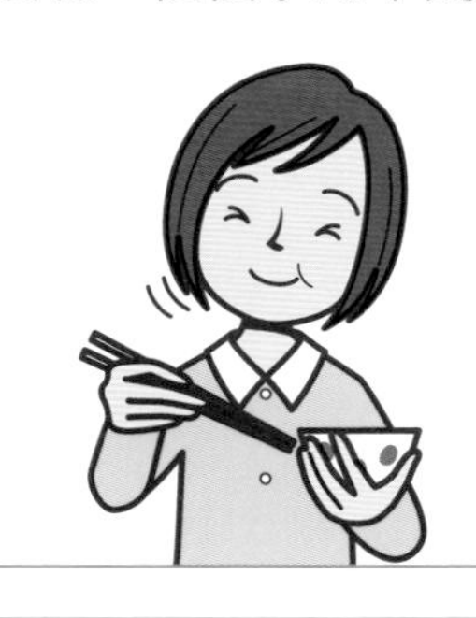

整理家裡

當家中塞滿雜物或凌亂時，容易造成壓力，使交感神經過度旺盛。收拾家中物品，打造清爽空間，有助於穩定心情。

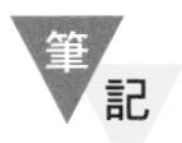

一口氣整理會花費過多時間，再加上專注做一件事超過 30 分鐘時，容易導致交感神經過度旺盛。建議一天只整理一個地方，時間不要超過 30 分鐘。

隨時保持笑容

因工作導致情緒持續緊張，會使交感神經過度旺盛。笑容能促進腦內神經傳導物質「血清素」的分泌，可穩定交感神經。即使是假笑也有用。

緩慢嘆氣，將氣息拉長

感到焦慮或有心事時，不妨長嘆一口氣。拉長吐氣時間可提高副交感神經作用，調整因不安情緒或心事打亂的自律神經，減輕壓力。

慢走 15 至 30 分鐘

白天曬太陽有助於合成「褪黑激素」，是一種在晚間睡覺時會分泌的睡眠荷爾蒙。走路時搭配緩慢的深呼吸，可活化副交感神經，穩定因日間壓力升高的交感神經。

喝咖啡提神醒腦

咖啡含咖啡因，可活化交感神經。白天若專注力不足或提不起勁時，喝一杯咖啡有助於喚醒身心，提神醒腦。不過，睡前喝咖啡可能會睡不著，應盡量避免。

建議以巧克力和堅果當作點心

餐間吃點心有助於提高副交感神經的作用，建議選擇含有可可鹼的巧克力，有助於穩定神經，以及富含維他命 E 的堅果，有效抗氧化。不過，千萬別吃太多。

坐著就能做的自律神經 1 分鐘體操

在辦公室或通勤時，都能做自律神經 1 分鐘體操，有助於減輕疲勞，消除壓力，也很適合用來轉換心情。

➡ 請參照頁 78 至 87

嚼口香糖可控制心情

嚼口香糖可放鬆表情肌，提高副交感神經的作用。咀嚼的節奏可促進血清素分泌，血清素是活化大腦的神經傳導物質，若想在開會前穩定情緒，不妨試試看。

夜晚

晚餐
入浴
就寢

讓自己處於
副交感神經活躍的狀態
做好入睡準備

感到疲累就多活動

一回家就躺在沙發上，反而會讓自己更累。不妨做一些家事，處理日常事務，悠閒度過夜晚的輕鬆時光，能提高副交感神經作用，儘快消除疲勞。

聽音樂

目前已證實音樂可適度刺激大腦，有固定節奏的音樂最能穩定自律神經。曲子長度以 4 至 5 分鐘為宜，選一首可平靜情緒，自己最喜歡的歌曲吧！

睡前 3 小時要吃完晚餐

睡前才吃晚餐會活化腸胃，使交感神經旺盛，讓人睡不好或淺眠。請務必在睡前 3 小時吃完晚餐。

適量飲酒

酒精可抑制腦部的興奮狀態，讓身心放鬆。不過，這個作用是一時的。飲酒後，隨著時間過去，酒精代謝物質會活化交感神經，使睡眠變淺。飲酒務必適量，不可過度。

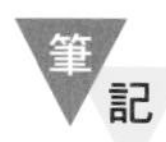

筆記

各種酒類的飲用量建議

瓶裝啤酒（中）……1 瓶（500 毫升）
日本酒……1 合（180 毫升）
威士忌……雙份 1 杯（60 毫升）
燒酎（25 度）……1/2 杯（100 毫升）
紅酒……不超過 2 杯（200 毫升）

躺著就能做的自律神經1分鐘體操

注意呼吸並伸展身體，可提高副交感神經的作用，並促進睡眠，提升睡眠品質。

➡ 請參照頁 90 至 97

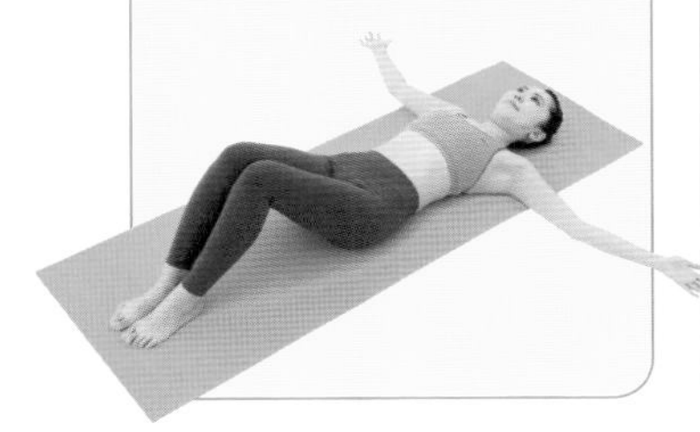

泡溫水澡

泡澡可活化副交感神經，促進睡眠，建議可泡半身浴。不過，水溫太高反而會使交感神經旺盛，一定要注意。水溫以攝氏 38 至 40 度為宜，泡 15 分鐘即可。

使用薰衣草精油

某些香氣有助於提升副交感神經作用，穩定身心狀態。薰衣草就是最具代表性的香氣。泡澡時滴幾滴薰衣草精油在浴缸裡，或是在臥室點薰衣草薰香，享受宜人香氣。

調節自律神經的飲食法

自律神經與腸道密不可分，多注意日常飲食，對於調節自律神經也很有幫助。

不過度攝取碳水化合物	攝取太多碳水化合物，容易加快交感神經的作用，飯後反而導致副交感神經作用瞬間飆高。自律神經的劇烈變化，是造成身體有倦怠感、疲勞和睡意的原因。
積極攝取動物性蛋白質	蛋白質是製造自律神經的原料，透過動物性蛋白質提高自律神經的作用，比植物性蛋白質好。不過，需同時攝取含有抗氧化成分的蔬菜與水果，避免脂肪氧化。
兩餐之間應間隔 5 至 6 小時以上	吃進口中的食物要花 5 至 6 小時才會通過小腸，在此之前如果又進食，就會造成腸胃負擔。兩餐之間最好間隔 5 至 6 小時以上，有助於維持健康。

長壽味噌湯

每天喝一碗味噌湯，有助於改善腸內環境，還能預防生活習慣病，發揮各種健康效果。

味噌湯塊

材料	作法
紅味噌 80 公克 **白味噌 80 公克** **洋蔥 1 顆（150 公克）** **1 大匙蘋果醋**	長壽味噌湯塊的作法（10 碗分量） ❶ 將洋蔥磨成泥，和紅味噌、白味噌及蘋果醋放入調理碗，充分拌勻。 ❷ 將❶分成 10 等分，放入製冰器，冷凍 2 至 3 小時即可。冷凍後可保存 2 週。 ★ 煮味噌湯時可使用此湯塊，1 塊為 1 碗分量。

❶遭遇陌生事物、❷趕時間、❸沒自信、❹身體不適、❺環境惡劣等狀況，易使自律神經失調，需做好因應對策

壓力是自律神經（不受意志影響，控制血管與內臟的神經）最大的敵人。話雖如此，壓力來源有很多，包括工作、健康、人際關係、戀愛、結婚、離婚、財務問題、氣候、孩子的教育等，每個人在生活中或多或少都會感到壓力。

既然如此，我們該如何在壓力社會中，保持自律神經平衡呢？

注意造成壓力的「不安」情緒相當重要，因為壓力造成的不安會打亂自律神經平衡。只要事先掌握自律神經紊亂的原因，就能做好因應對策。

由於這個緣故，我們必須了解什麼情況會造成不安。我認為令人不安的狀況有五大要素。

首先是**遭遇陌生事物**。新冠肺炎就是最淺顯的例子。未知病毒肆虐的新聞，令我們陷入極大恐慌。若這次新冠疫情的病毒不是「新」的，人們或許就不會那麼恐慌。就像我們遇到第一次見面的人，因為不了解對方是什麼樣的人，或該與對方談論什麼話題，所以一定會感到緊張不安。

第二是**趕時間**。例如遇到塞車，或不清楚能否趕上飛機時，一定會驚慌失措，焦慮不安。

第三是**沒自信**。像是對自己的企劃沒信心，卻必須在會議上做簡報，心裡一定會很惶恐。

第四是**不明原因感到身體不適**。在此情形下，內心一定會很憂慮，擔心自己是否罹患重大疾病。

最後是不知何時會發生大地震，惡劣的環境也會令人感到不安。

當遇到以上五大不安要素時，自律神經就很可能失調，請務必事先想好因應對策。

自律神經失調時，找出不安的原因，就能大幅減少焦慮

「最近總是感覺疲勞」、「動不動就感到憂鬱」——遇到這類自律神經失調的時刻，請務必要察覺，背後一定存在著因壓力造成的不安情緒。除了從事本書介紹的自律神經一分鐘體操和自我療癒之外，**找出形成不安感的原因，對於調節自律神經十分重要。**

不安的原因若沒有消除，就無法徹底解決自律神經失調的問題。

從高處俯瞰自己的狀況，是消除不安的必備條件。生長在森林裡的一棵樹，無法掌握自己的位置，若像空拍機從高處俯瞰，一眼就能看到自己的位置。俯**瞰自己現在的狀態，就會發現自己為何感到不安。**

各位不妨想像以下情境：朋友幫你促成一場盲盒約會，但你因為工作的關係，可能要到約定時間才能趕到咖啡廳赴約。不僅如此，你最近還有腹瀉的困擾。

此時請先確認自己對什麼事情感到不安。我在頁一〇六介紹的五大要素，包括

「遭遇陌生事物」、「趕時間」、「沒自信」、「身體不適」、「環境惡劣」等。前文的例子包含「遭遇陌生事物」、「趕時間」、「身體不適」等三大不安要素。

其實，只要察覺自己現在正面臨三種不安情緒，就能大幅減輕焦慮感。原因很簡單，掌握自己的狀態就知道該如何因應。

前述的三大不安中，「趕時間」、「身體不適」可以自己處理，例如就醫改善身體，提前完成工作等。如果真有困難，只要另約時間，就能解決三大不安中的兩個要素。如此一來，與陌生人見面的不安感就能減輕。

總而言之，**凡事從「俯瞰的角度」來找出不安的原因，就能降低自律神經紊亂的機率。**

放慢動作能避免自律神經失調，以比過去慢一半的速度做事吧！

其實只要稍微用心，就能避免自律神經失調。上一篇提及養成調節自律神經的生活習慣，並找出不安根源，是很重要的事情，但無論做什麼事，我希望一定要「放慢動作」。

日常生活中的各種行為舉止都要慢慢做。假設過去一秒鐘就做完的動作，現在要花兩秒鐘完成，以這樣的步調放慢速度。

我是在慶應義塾大學擔任橄欖球社隊醫時，發現放慢動作有助於預防自律神經失調。當時已經能用儀器檢測自律神經，我認為放慢動作可以調節自律神經，是提升選手表現的關鍵，因此指導社員做任何動作都要放慢速度。結果選手們的高低潮變得不明顯，還在全國大學橄欖球大賽中創下第二名佳績。

當我們感到不安，呼吸就會變淺變快。在此情形下，交感神經（活化身心運作的自律神經）旺盛，會打破自律神經的平衡狀態。

第四章曾介紹「慢呼吸」可有效改善自律神經失調（詳情請參閱頁六〇的說明），最理想的狀態是在平常就實踐慢呼吸，但要三百六十五天、一天二十四小時都實踐慢呼吸確實有難度。若勉強自己慢呼吸，反而容易造成壓力，本末倒置。

有鑑於此，「放慢動作」是很有效的替代方法。放慢速度做事，呼吸會很自然地配合動作，呈現緩慢深層的呼吸方式，避免自律神經失調。**此外，放慢動作有助於整理思緒，使態度從容。從容不迫的心理狀態能安定自律神經。**

無論走路、飲食或說話，請放慢自己的速度。慢慢說話不僅能調節自律神經，對方也較容易聽得懂你的意思，更具有說服力，還能避免失言。好處真的很多，各位不妨試試。

心裡愈著急，動作就要愈慢，才能穩定自律神經

無論男女老少，現代人常被時間追著跑。

早上起床後立刻洗臉、刷牙，匆忙吃完早餐就飛奔出門。為了早點搭車去公司，加緊腳步走向車站。到了公司，隨便跟同事打招呼後，就坐在自己的座位上開始工作。這一連串過程完全沒有喘息的機會。

無論是要做的事太多，時間不夠用，或是突然發生緊急狀況，必須立刻處理，各位都要放慢動作，慢慢來。俗話說「欲速則不達」，內心焦急時，絕對不可能有出色表現。

平時刻意放慢動作，就能穩定自律神經。當自律神經維持平衡，血液循環就會順暢，一旦血液能運送至全身，身體狀況自然變好。此外，血液也會運送至大腦，可提升思考力、專注力和判斷力，使身心處於最佳狀態，完成各項任務。

請各位務必謹記，「心裡愈急，動作愈慢」的最高指導原則！

第9章

改善便祕、腰痛等問題，最有效的自律神經一分鐘體操

便祕

左右轉動骨盆

針對腸道深處作用，促進腸道蠕動。

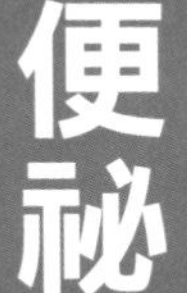

❶ 雙腳打開，與肩同寬，背部挺直站立。左手放在肋骨下方，右手放在腰骨上，用力抓住。

右手放在腰骨上

左手放在肋骨下方

❷ 緩慢且大幅度地往右轉動骨盆 4 圈。

用力抓住腹部

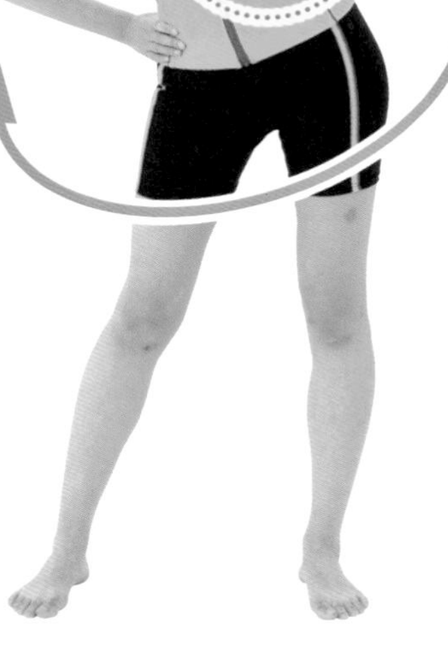

感覺收緊肛門

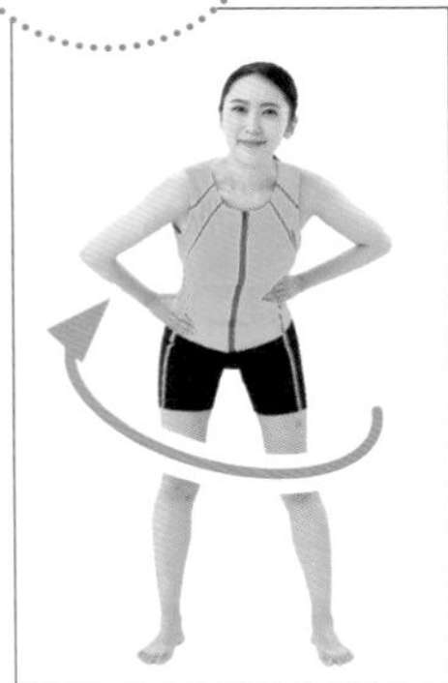

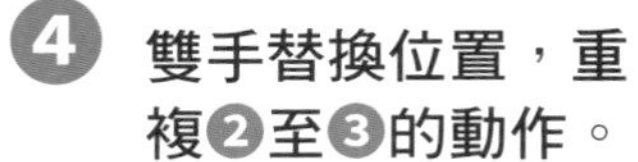

④ 雙手替換位置，重複❷至❸的動作。

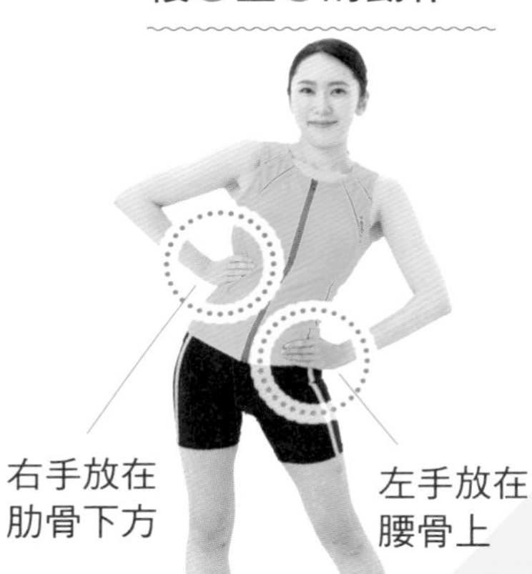

③ 接著往左轉動骨盆 4 圈。

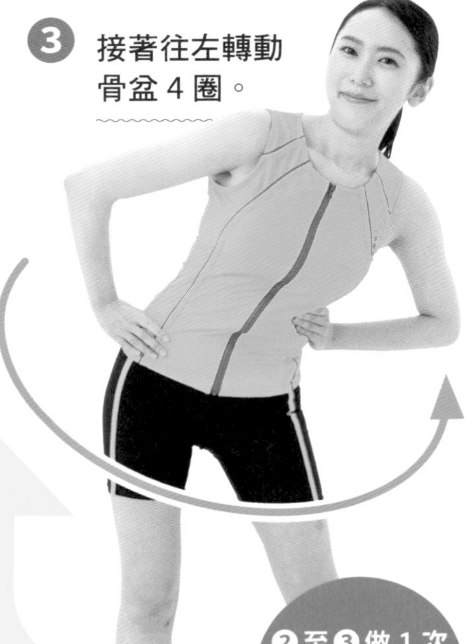

重點

用力抓住腹部，避免過程中手部滑動。

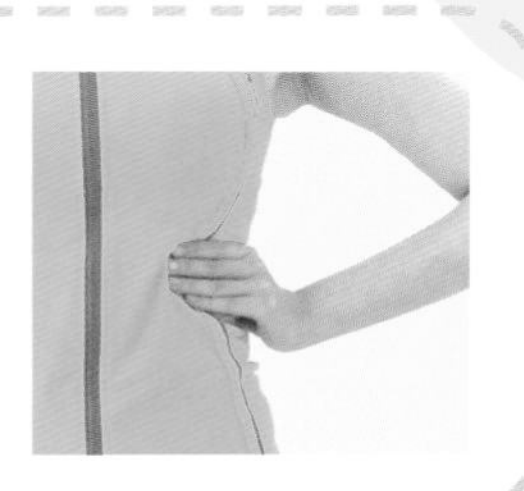

小叮嚀

肋骨下方與腰骨上正好是大腸的彎角，也是糞便容易阻塞的部位。用力抓住這兩個部位並轉動骨盆，可有效刺激腸道。除了能促進腸道蠕動，順利排便之外，還能促進內臟血流循環，提高副交感神經的作用。

小腹突出

深呼吸後深蹲

促進血液循環、提升代謝、燃燒脂肪。

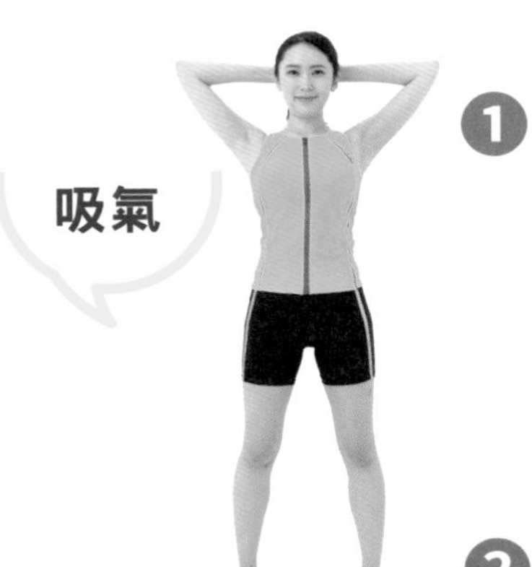

❶ 雙腳打開，與肩同寬，背部挺直站立。肩膀放鬆，雙手在後腦勺交握，吸氣。

❷ 吐氣 4 秒，感受大腿肌肉，再慢慢往下蹲。

吐氣

頭部、背部、腰部及臀部呈一直線

請注意，膝蓋不可超過腳尖！

腳跟著地

動作❶至❸
重複5次
做1分鐘

早晚做
即可

吸氣

❸ 吸氣4秒，伸直膝蓋，回到動作❶的姿勢

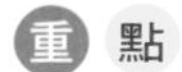

重點

身體不可往前傾，避免壓迫肺部，無法順利吐氣。

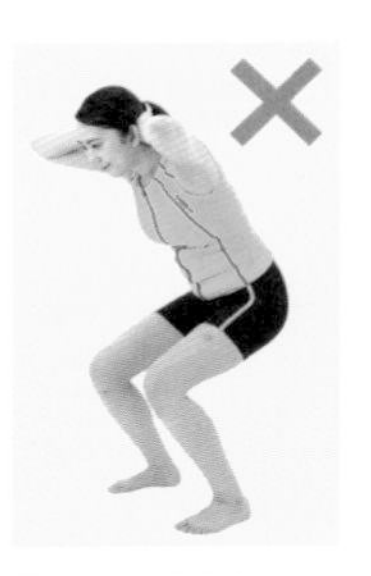

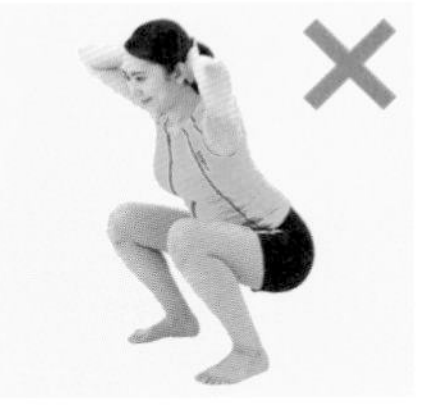

膝蓋不可過度彎曲，超過90度會使膝蓋受傷，一定要小心。

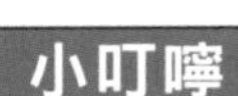

小叮嚀

深蹲可以同時鍛鍊大腿前方、後方的肌肉，以及臀部肌肉，有效瘦小腹和下半身。這些都是身體中較大的肌肉，做操可有效提升代謝、促進血液循環。若搭配深呼吸，還能提升副交感神經的作用。

肩膀痠痛

挺胸手肘上下

有效舒緩僵硬的肩胛骨周邊肌肉。

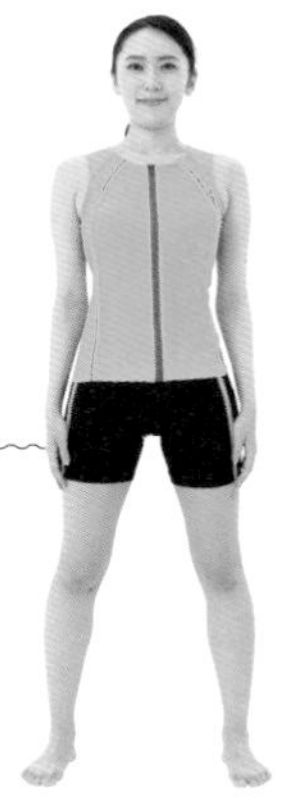

1. 雙腳打開，與肩同寬，背部挺直站立。

2. 手肘至前臂部位併攏，並高舉至與肩膀同高位置。

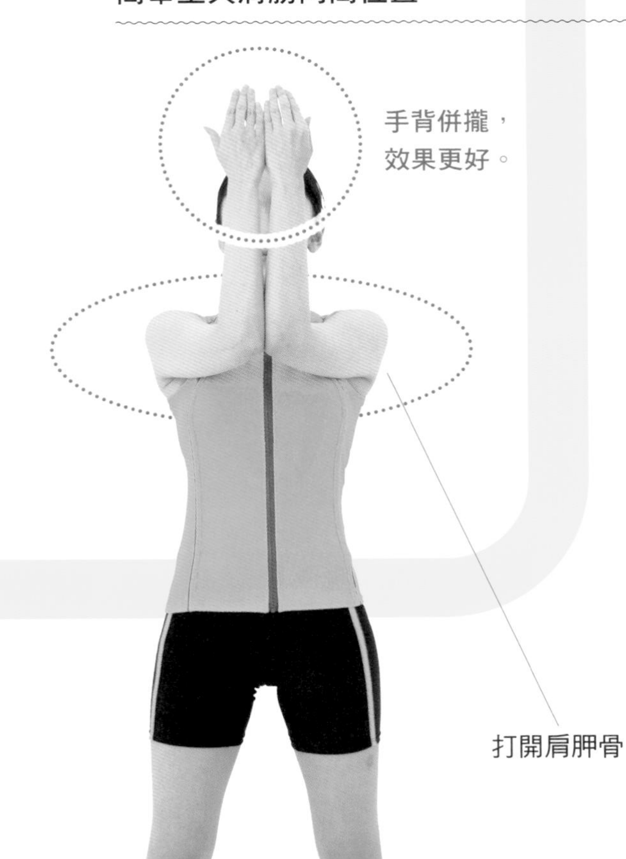

動作❷至❸
重複4次
做1分鐘

❸ 雙手維持在肩膀高度，往左右兩邊張開後，讓手肘上下移動5次。

掌心朝外
有節奏地
上下移動
手肘5次
併攏肩胛骨
重點
×

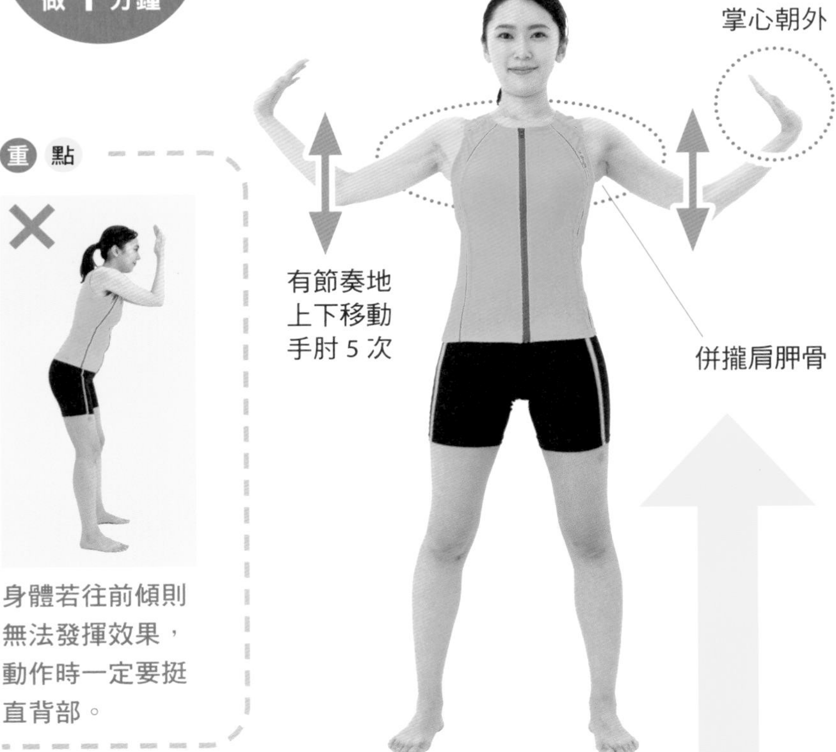

身體若往前傾則無法發揮效果，動作時一定要挺直背部。

小叮嚀

充分打開胸廓，使肩胛骨靈活活動，可以舒緩胸部與背部肌肉，有效改善肩膀痠痛。這個動作不只能讓肩胛骨左右開合，且大幅度地上下活動，也有助於擴展肩胛骨的可動範圍，使血液循環變好，調節自律神經。

腰痛

全身向前伸展

舒緩緊繃肌肉，
減輕腰部負擔。

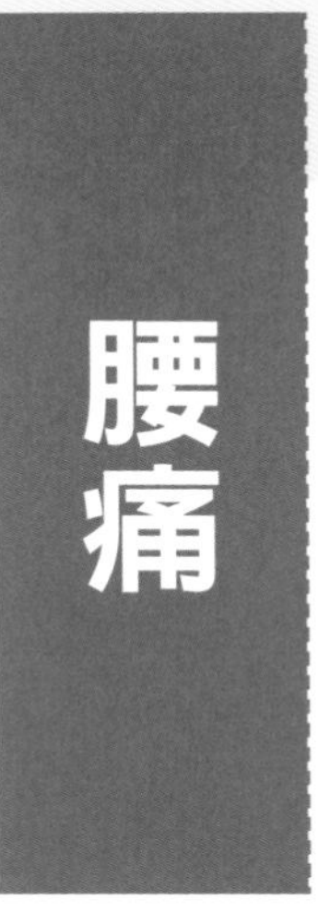

❶ 雙腳打開，與肩同寬，背部挺直站立。

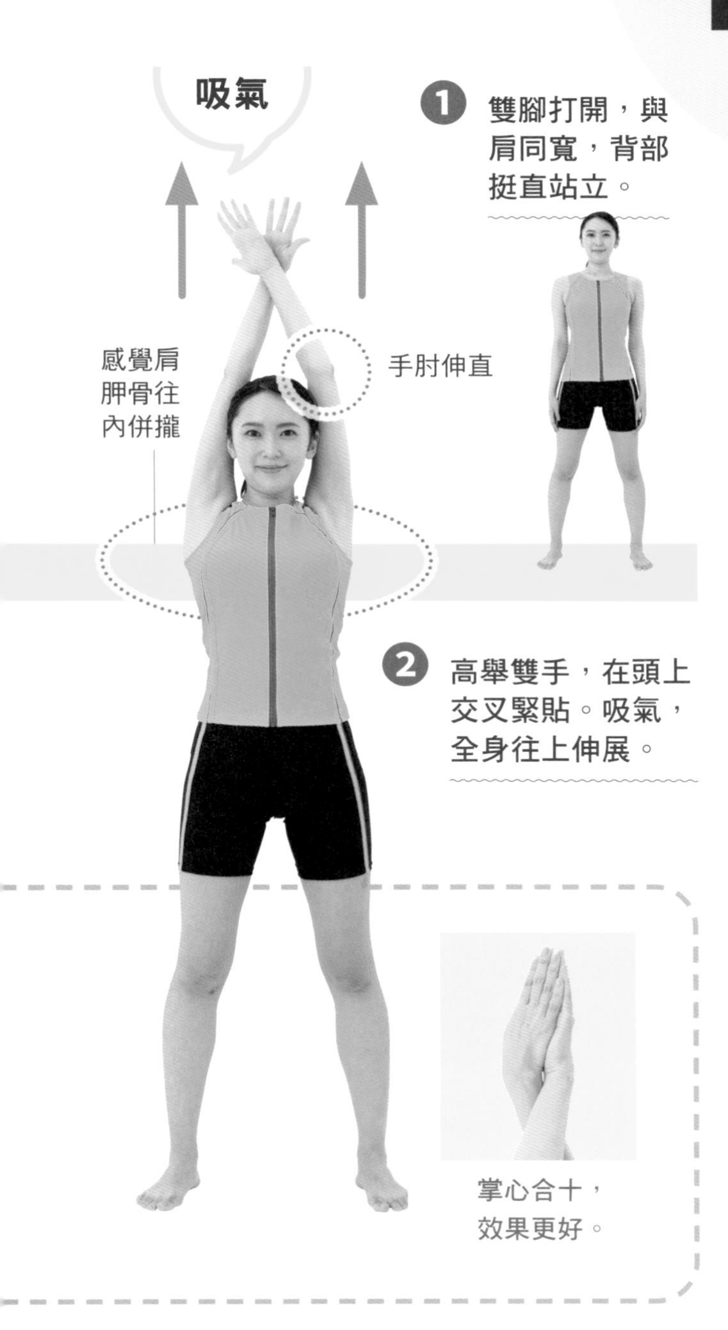

❷ 高舉雙手，在頭上交叉緊貼。吸氣，全身往上伸展。

掌心合十，
效果更好。

❹ 吸氣，回到動作❶的姿勢。
吸氣
❸ 吐氣，上半身往前傾，與地面平行。
吐氣
腹部用力收緊
動作❷至❹重複2次做1分鐘
依照身體狀況可多做1至2次

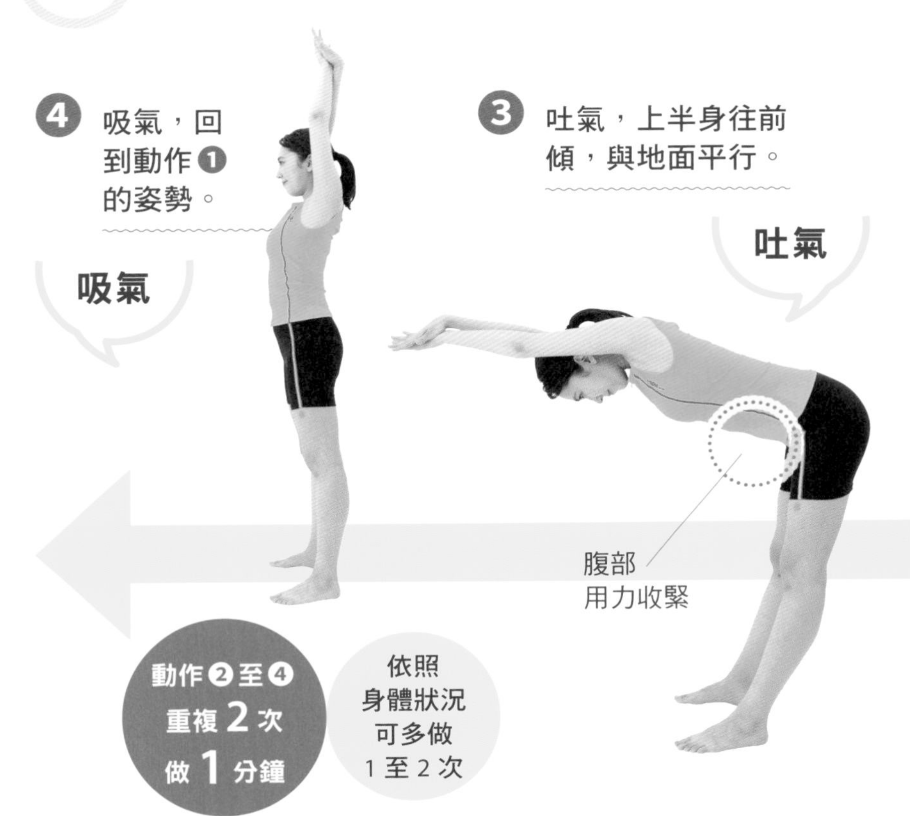

小叮嚀

長時間滑手機，維持身體往前傾的姿勢，會對背部和腰部造成負擔，引發腰痛。當身體往前伸展時，可舒緩腹肌和背肌，改善姿勢，減輕腰部負擔，還能促進血液循環，調節自律神經。

重點

×

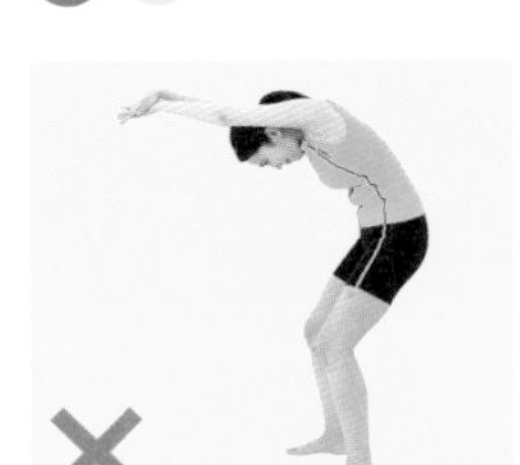

身體往前傾時，手肘、肩膀、腰部及膝蓋不可彎曲。

腳部疲勞＆浮腫

轉動腳踝

一次舒緩足關節、膝關節及髖關節。

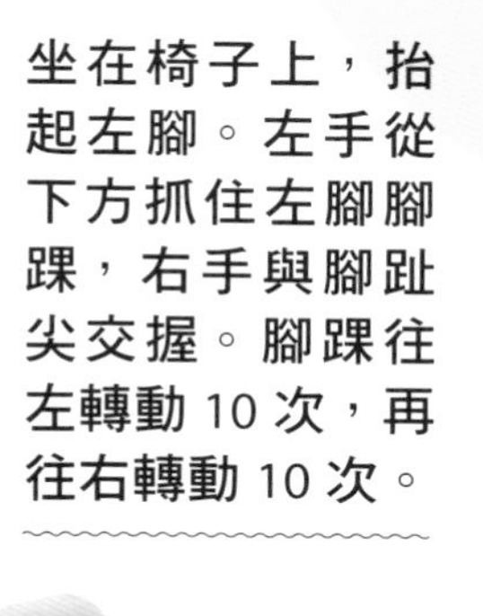

❶ 坐在椅子上，抬起左腳。左手從下方抓住左腳腳踝，右手與腳趾尖交握。腳踝往左轉動 10 次，再往右轉動 10 次。

以左手無名指及小指，來夾住左腳的外腳踝，較容易轉動。

✕

重點

請勿在沒有抬起腳，或將腳放在另一邊大腿上的情況下，轉動腳踝。因腳踝若沒和髖關節連動，就沒有效果。

重複
動作❶至❷
做 1 分鐘

站著工作
或走路後
可做此動作

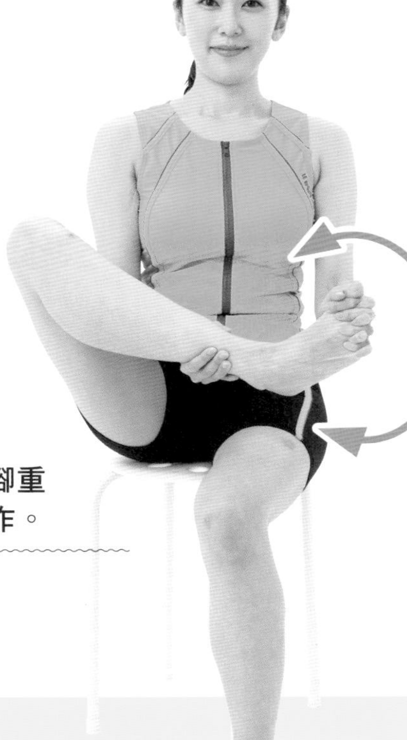

❷ 換腳。右腳重複相同動作。

小叮嚀

即使靜止不動，腳部的血液及淋巴液也很容易循環不良。長時間站著工作，沒有活動雙腳，很容易使腳部疲勞與浮腫。舒緩膝關節和髖關節，放鬆僵硬的腳踝，可促進血液循環。

手腳冰冷

上下活動腳跟及趾尖

促進循環遲滯的下肢血流，溫暖全身。

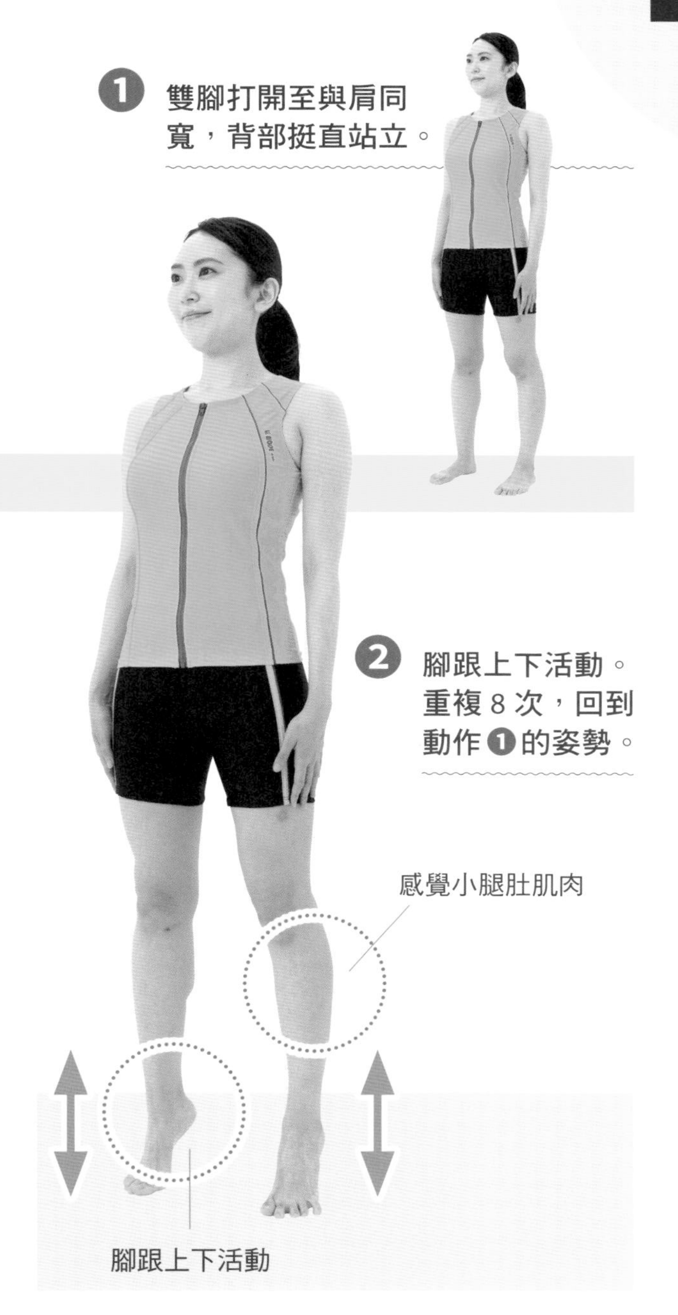

❶ 雙腳打開至與肩同寬，背部挺直站立。

❷ 腳跟上下活動。重複 8 次，回到動作 ❶ 的姿勢。

重複動作❷至❸做1分鐘

久坐後可做這個動作

❸ 上下活動腳趾尖。重複8次，回到動作❶的姿勢。

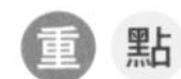

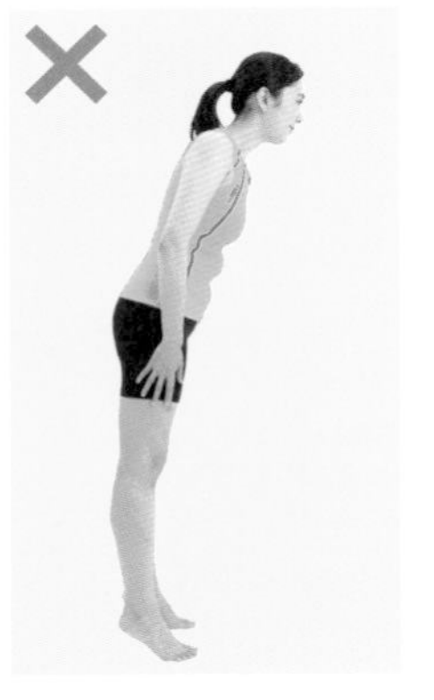

請注意身體不要往前傾。

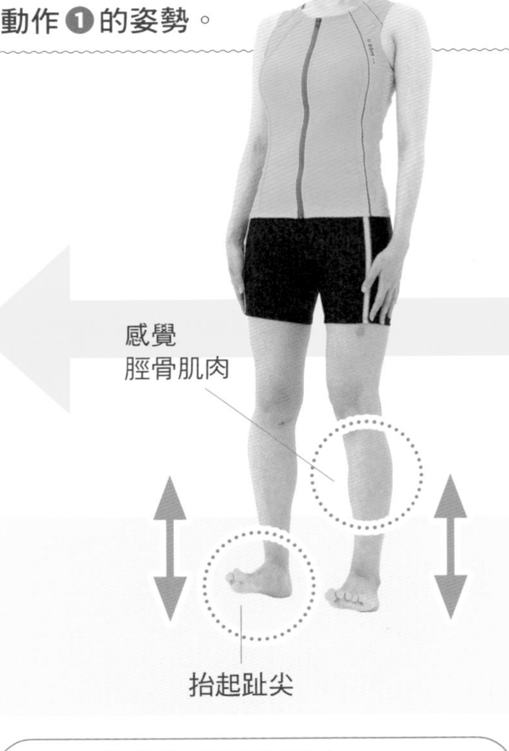

※ 身體平衡不穩定的人，可單手扶牆或桌子做動作。

小叮嚀

腳跟上下活動，可刺激小腿肚肌肉；腳趾尖上下活動，可刺激脛骨肌肉。小腿肚有「第二心臟」之稱，能幫助下半身血液送回心臟，只要刺激小腿肚肌肉，就可促進血液循環，更容易調節自律神經。

提不起勁

扭腰甩手

增加血流，讓大腦與身體煥然一新。

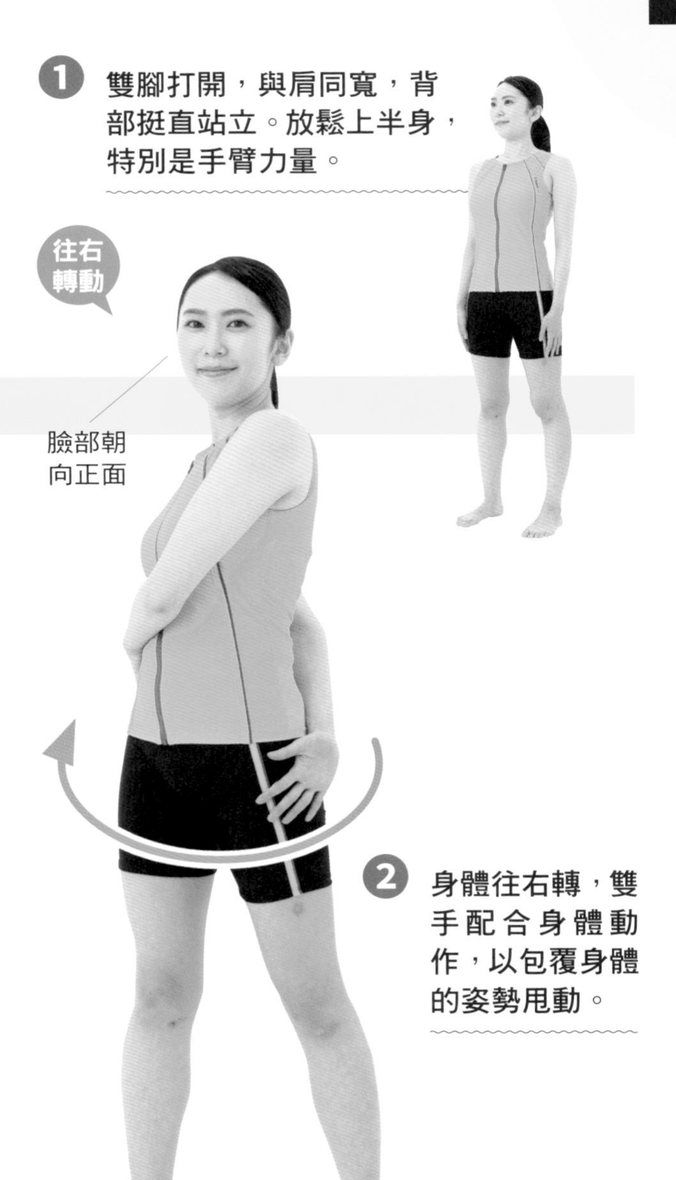

❶ 雙腳打開，與肩同寬，背部挺直站立。放鬆上半身，特別是手臂力量。

❷ 身體往右轉，雙手配合身體動作，以包覆身體的姿勢甩動。

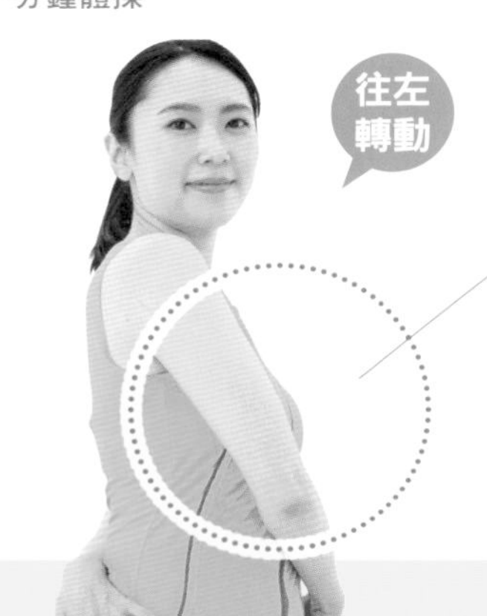

動作❷至❸
總計做 16 次
做 1 分鐘

❸ 接著身體往左轉，配合身體動作，以包覆身體的姿勢甩動雙手。

※ 輪流重複動作❷至❸。

重點

不是主動甩手，而是配合身體動作自然甩動雙手。

小叮嚀

當人提不起勁時，很可能是因為缺乏大腦傳導物質之一，即有「快樂荷爾蒙」之稱的血清素。大約九成的血清素在腸道製造，只要規律地左右扭腰便可刺激腸道，促進血清素分泌。

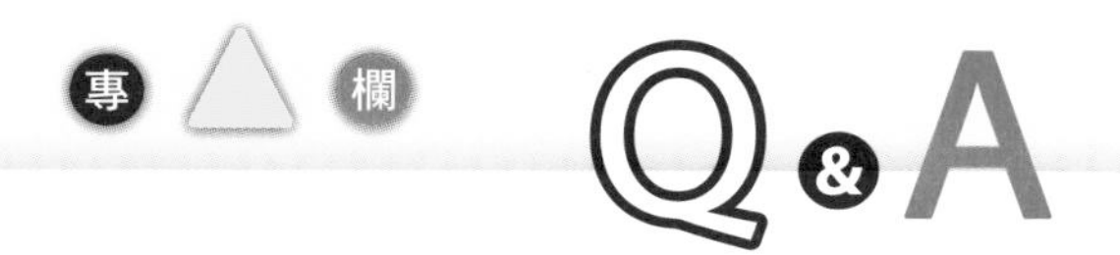

Q7 我有嚴重的便祕，請問除了做操之外，還有其他解決方法嗎？

A 每天早中晚勤做自律神經 1 分鐘體操，可調節自律神經，促進腸道蠕動（因為可將腸道中的內容物往前推送），有效解決便祕問題。不僅如此，針對頑固便祕，可搭配頁 114 介紹的「左右轉動骨盆」。該動作可從皮膚上直接觸摸並刺激腸道，強化腸道功能。除此之外，改善腸內環境是解決便祕的關鍵。不妨積極攝取有助於調整腸內環境的優格、味噌、泡菜（辛奇）等發酵食品。富含水溶性食物纖維的納豆、和布蕪（海帶根部）及滑菇等「帶黏液的食材」，則可增加糞便水分，使糞便變軟。

Q8 做操時應注意哪些重點？

A 做操時，請盡可能維持正確姿勢，如果肩膀蜷曲或駝背，就會阻礙深呼吸。在肩膀蜷曲或駝背姿勢下將身體往前傾，腹部呼吸使用的肌肉（呼吸肌）就無法用力，不能充分吐氣。此外，會使胸廓也無法擴張，不能充分吸氣。總而言之，姿勢不良會使呼吸變淺變快，加快交感神經（活化身心運作的自律神經）的作用，導致自律神經失調。維持正確姿勢做自律神經 1 分鐘體操且養成習慣，不只能調節自律神經，日常姿勢也會變好，有助於預防自律神經紊亂。

第10章

見證者不斷！

每天做操，失眠、高血壓、腰痛都好了！

實例 1

改善便祕及腹脹感，血壓也下降許多，更無須再吃降壓藥

五十嵐 文江
IGARASHI FUMIE
88 歲

我目前與兒子一家同住，無論煮飯、洗衣、倒垃圾，所有家事都由我一手包辦。一個人出門也沒問題，每天都充滿活力。身邊的人常說我年輕，看不出年紀有這麼大，他們說得沒錯，這都要感謝我每天做的「自律神經一分鐘體操」。

我從年輕就有高血壓的問題，需定期回醫院看診，吃降血壓藥。可是，病情一直沒有改善，隨著年紀愈大，還出現了腰痛和便祕等症狀。令我不禁感嘆，我的身體還能撐多久？變老還真是一件痛苦的事啊！

就在此時，我兒子建議我做小林弘幸醫師獨創的「自律神經一分鐘體操」，抱持著「不做不知道結果」的想法，我和兒子一起嘗試。

沒想到效果真的很好！我做一段時間之後，原本接近二三〇的收縮壓（正常值為低於一三〇），降至一三〇至一四〇，真是不可思議。**之後我仍然繼續做自律神經一分**

鐘體操，直到現在都維持正常數值，已經不用吃降血壓藥了。

拜自律神經一分鐘體操所賜，我的背變直了，腹脹感和腰痛也慢慢改善。效果不只如此，自律神經恢復平衡，腸內環境也變好，就連便祕都解決了。

雖說是體操，但動作相當簡單，包括坐姿輕按頭部（請參照頁七八）、坐姿搖膝蓋（請參照頁八六）等。運動強度並不劇烈，但做完就覺得身體很溫暖。問了之後才知道，這套體操可以促進血液循環，調節自律神經，改善各種身體不適症狀。簡單的動作就能維持健康，這是最令人開心的收穫！

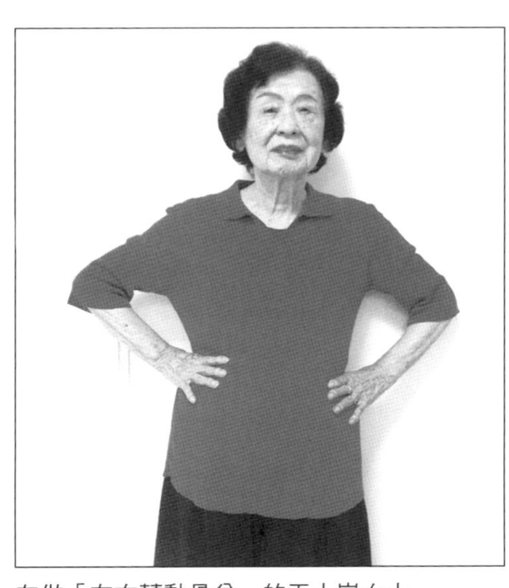
在做「左右轉動骨盆」的五十嵐女士

我現在仍持續實踐自律神經一分鐘體操，不只是早晚，只要有空檔，泡澡的時候我也會做，站著時也順便活動身體。不需要大空間，隨時隨地都能做，可配合自己的生活，花點巧思就能養成習慣，這是讓我堅持下去的祕訣。

實例 2

因工作和育兒的壓力，導致暈眩、失眠，開始做操後，問題都改善了！

荒城 陽子
ARAKI YOUKO
35 歲

我是一位老師，雖然現在請育嬰假，但之前工作相當忙碌。每天工作時間很長，長期累積疲勞，經常生病。不僅如此，後來懷孕生子，在家裡帶孩子，長年的壓力導致自律神經失調，之後還出現了暈眩、失眠與便祕等問題。

就在此時，我接觸到「自律神經一分鐘體操」。我先生和我一樣身心都出問題，是他先接觸並教我做這套體操。這套操可以調節自律神經，提升人類天生的自然治癒力，真的很驚人。我和先生抱持著姑且一試的心情，做了之後發現效果真的很好。

「自律神經一分鐘體操」的每個動作都很簡單輕鬆，但做完後手指腳趾會慢慢變熱，全身感到舒暢放鬆，而且感覺很舒服。當天晚上我一覺到天亮，我已經很久沒有睡得這麼好了，心裡十分開心。

我先生經營整體院，他也會介紹客人做自律神經一分鐘體操，由於動作很簡單，

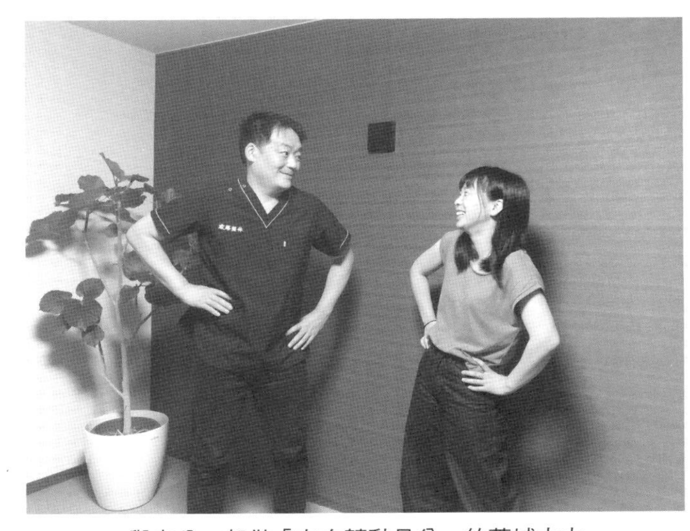
與老公一起做「左右轉動骨盆」的荒城太太

孩子也能輕鬆實踐。

不少客人在家裡和孩子一起做，發現身體變暖的感覺很舒服，因此許多實例都是親子檔。自律神經一分鐘體操的好處是，任何人隨時隨地都能做。

我每天都會趁著育兒空檔時做體操，或許是自律神經恢復平衡，我現在身體很健康，完全沒有任何不適。我深深覺得開始做操後，**有助於減輕帶孩子的疲勞感**。

實例 3

做操後改善三十年來的腰痛，現在六十五歲的我，也沒有三高問題

石井 郁
ISHII KAORU
65 歲

我做「自律神經一分鐘體操」是為了改善腰痛問題。可能是因為工作關係，長期久坐導致腰痛。三十歲時，我曾經閃到腰。

從此之後，我只要工作忙碌就會腰痛，真的很痛苦，坐立難安。我聽說平時維持良好姿勢，加上適度運動，就可以改善腰痛。身體狀況不錯時，我還會慢跑或走路，來增加運動時間，但完全沒有效果。就在我不知該如何處理長期腰痛的問題時，同事推薦我做「自律神經一分鐘體操」。

在半信半疑之下，我嘗試做操，發現真的有效。**不只是改善腰痛，精神也變好了。**

從此之後，我養成做操的習慣。多虧如此，工作時我再也不腰痛了。此外，當我發現今天很累，可能會腰痛時，我也會先做體操，預防腰痛復發。

即使看起來很健康，五、六十歲以後身體依舊會急速老化。我身邊有許多朋友不

只有腰痛問題，膝蓋、手肘與手腳關節也會疼痛，甚至有高血壓、便祕等，必須定期就醫。

我已經六十五歲，每天早上要務農，並從事慢跑和走路等運動，此外，每週會到市公所工作四天。**我完全沒有中高齡族群常見的三高及痛風等問題，身體相當健康**。這都是自律神經一分鐘體操的功勞。雖然最初是同事推薦，我才開始做操，但現在我也會主動向親朋好友推薦。

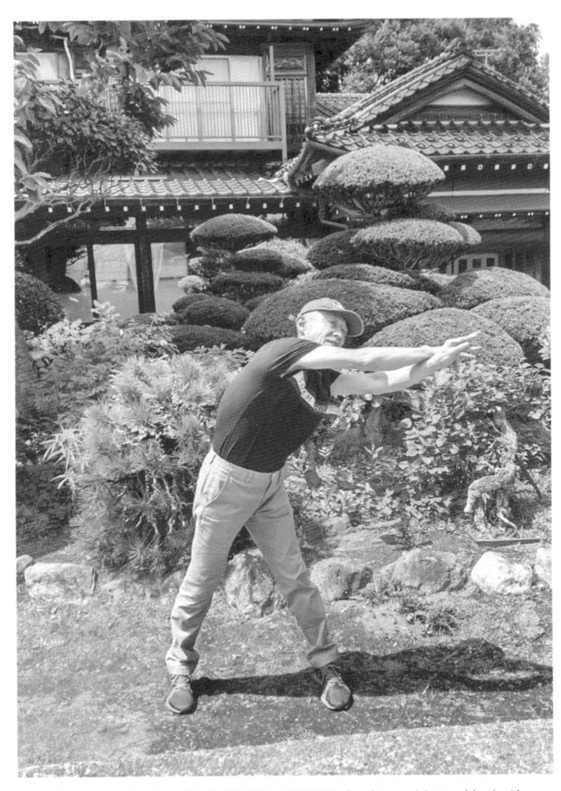

在自家庭院做「手腕緊貼轉動上身」的石井先生

實例 4

累積壓力時做操，效果最好，會感覺身體變輕盈、身心放鬆

橘 享平
TACHIBANA KYOUHEI
42 歲

我原本就對自律神經感興趣，經常參加小林弘幸醫師的演講活動。我深刻感受到「自律神經一分鐘體操」可刺激到平時不用的肌肉，擴張肩膀與腰部的可動範圍。我特別喜歡「坐姿輕按頭部」（動作請參照頁七八的說明），每當工作忙碌，累積許多壓力時，我一定會做這個動作放鬆身心。

我是一名針灸師，不只是成年人，當地的小學生到高中生也都是我的客人。他們幾乎都是田徑、游泳、棒球等領域的運動員，高超的運動技巧就連大人也自嘆不如。他們平時認真參與社團活動，但也不少人因為運動傷害無法提升成績，為此感到相當煩惱。

因此，我會推薦學生做自律神經一分鐘體操。許多學生做了之後，開心地對我說：「身體變得好輕盈！」不少人還笑著回報，參加比賽因此取得好成績。

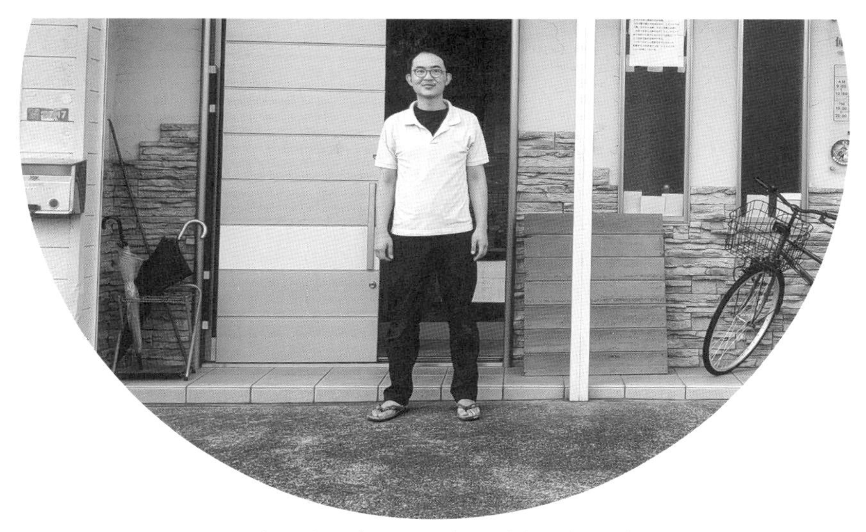

壓力大時，會輕按頭部及臉部的橘先生

我長期觀察現在的孩子，發現無論在學校或社團活動，競爭都很激烈，也很容易累積壓力。實際與他們相處，發現孩子臉上的表情都很緊張、僵硬。有趣的是，我建議他們輕按頭部和臉部，臉上的表情竟在過程中逐漸變得柔和，感覺很放鬆。

「自律神經一分鐘體操」有三大好處，包括：①動作簡單，男女老少都能做；②很容易持續；③效果顯著。

實例 5

因長年久站而腰痛，雙腳也很浮腫，做操後腰能伸直、身體也溫暖了

大塚 有紀
OOTSUKA YUKI
48 歲

我從年輕時就手腳冰冷，手指和腳趾常冷到受不了。四十歲之後，不只是手腳冰冷，還有腰痛、腳部浮腫等煩惱。我從事化妝品銷售工作，可能是經常站立才會導致上述問題。

有腰痛問題的人一定都知道，身體往前彎和打直腰部時，會產生劇烈疼痛，令人無法承受。

此外，每次下班回家，小腿肚硬得像鐵塊一樣，整隻腳都浮腫。大家都說小腿肚是第二心臟，我真的很擔心現在這個年紀就這樣，以後老了該怎麼辦？

無論是手腳冰冷、腰痛或腳部浮腫，原因都與長時間維持相同姿勢，缺乏運動導致血液循環不佳有關。因此我很注意飲食，還上健身房運動，沒想到完全沒效。就在此時，我聽說「自律神經一分鐘體操」可有效改善手腳冰冷、腰痛和腳部浮腫。

雖然過去我也做過類似的伸展操，但一直不見成效，剛開始我真的很懷疑自律神經一分鐘體操是否有用。但實際嘗試之後發現，一做完操身體就變得暖和，我從來沒有這樣的體驗。

實際感受到自律神經一分鐘體操的功效之後，我決定持續下去。過了一陣子，腳部不太浮腫了，手腳冰冷也改善了。就連過去讓我痛苦不堪，幾乎都快哭出來的腰痛也痊癒了。

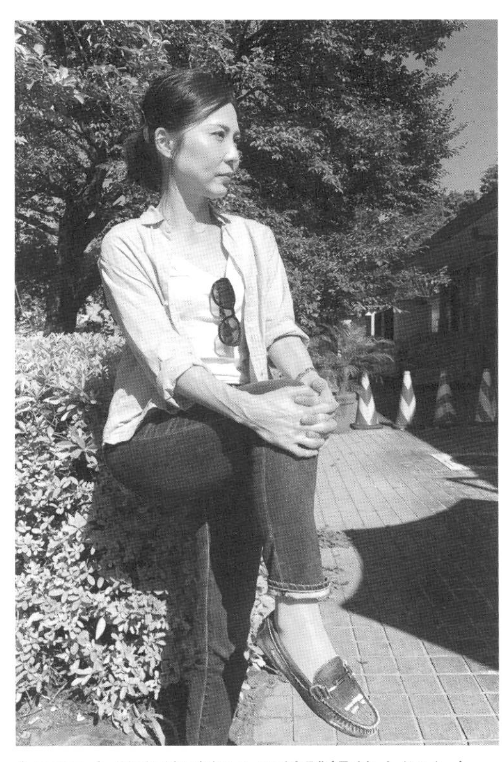

每天早上做自律神經 1 分鐘體操的大塚女士

如今，我每天早上都做自律神經一分鐘體操，推薦有腰痛、腳部浮腫或手腳冰冷等問題的人，不妨試試看。

後記

調整好自律神經，就能過好每一天

之前全球爆發新冠疫情，導致許多人出現身心失調症狀。新冠疫情讓人們被迫過著與過去截然不同的生活。不能隨心所欲地外出，不能和親友同事見面，不能做原本的工作，還要隨時警戒，避免確診。因上述原因，壓力在不知不覺間持續累積。

現代社會原本就充滿壓力，再加上新冠疫情的來襲，即使我們想宣洩壓力也無法如願。在此情況下，自律神經失調是必然的結果。隨著疫情失控，我很擔心大家的健康被二次傷害（編按：在此指二〇二一年時的情形）。

從這一點來看，出版本書真的是最好的安排。原因很簡單，我們可以靠自己的力量調節自律神經。

本書介紹的自律神經一分鐘體操，在任何場合都能做，任何人都能從今天開始實踐。稱讚自己獨創的體操難免有老王賣瓜，自賣自誇之感，但如果真要我說，這種時候正適合大家嘗試自律神經一分鐘體操。我研究自律神經已經幾十年，從過去累積的無數見解中，可以堅信該體操能幫助我們度過壓力社會，克服新冠疫情的艱困時期。

比起過去，現在每個人都聽過「自律神經」。然而，即使聽過這個名詞，很多人還是不清楚自律神經有何作用，自律神經失調會對我們的身心帶來哪些影響。

不只是健康狀態，自律神經可說是深刻影響人生的重要關鍵。衷心希望各位閱讀本書後，能重新認識自律神經的重要性，這是身為作者最大的榮幸。也希望各位活用本書內容，維持身體健康，度過神采奕奕的每一天。

順天堂大學醫學院教授 **小林弘幸**

膝蓋解痛全圖解

最快「1 分鐘」改善膝蓋！

日本膝關節名醫教你 10 種護膝運動，
在家就可消除膝蓋痛！

黑澤尚、池內昌彥、渡邊淳也、巽一郎◎著

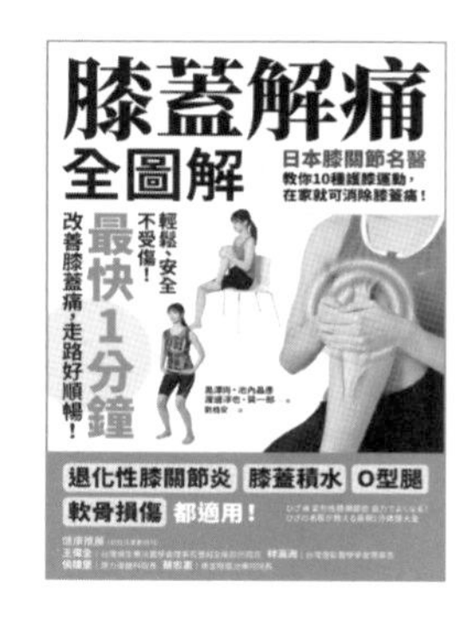

科學刮痧修復全書

身體的傷，痧會知道！

【圖解】8 大部位 X 34 個對症手法，
從痧圖回推傷害，讓身體再也不疼痛。

黃卉君◎著

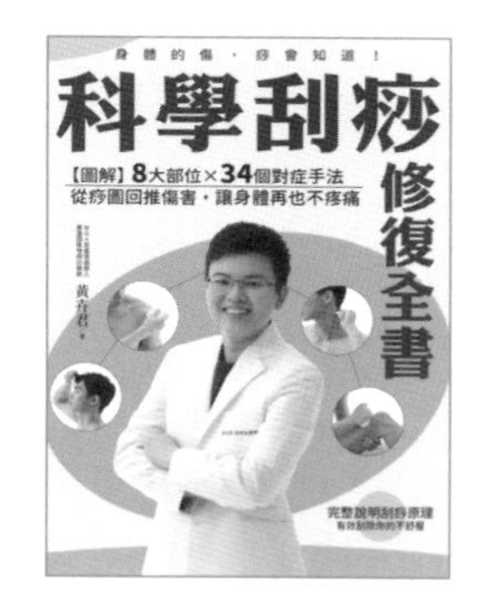

筋膜放鬆修復全書

25 個動作，有效緩解你的疼痛！

專業筋膜治療師教你徒手舒緩緊繃，
有效釋放疼痛。

阿曼達．奧斯華◎著

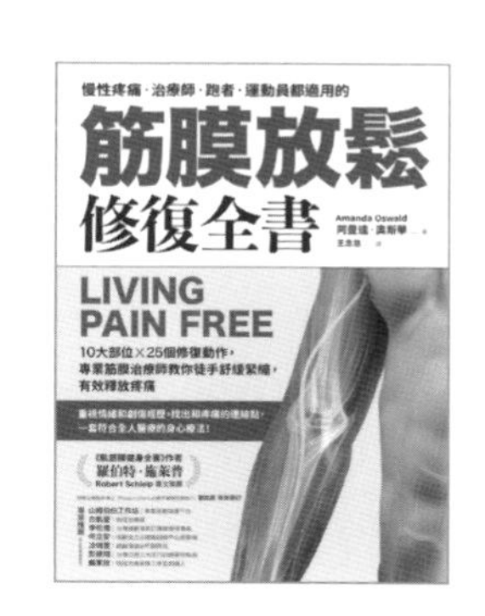

健康力

自律神經失調全圖解：壓力大才是主因！

一本真正改善失調症狀的修復全書

2024年11月初版　　定價：新臺幣350元

Printed in Taiwan.

著者	小林弘幸
譯者	游韻馨
	劉格安
副總編輯	陳永芬
校對	陳佩伶
內文排版	葉若蒂
封面設計	張天薪

出版者	聯經出版事業股份有限公司
地址	新北市汐止區大同路一段369號1樓
叢書主編電話	(02)86925588轉5306
台北聯經書房	台北市新生南路三段94號
電話	(02)23620308
郵政劃撥帳戶第	0100559-3號
郵撥電話	(02)23620308
印刷者	文聯彩色製版印刷有限公司
總經銷	聯合發行股份有限公司
發行所	新北市新店區寶橋路235巷6弄6號2樓
電話	(02)29178022

編務總監	陳逸華
總編輯	涂豐恩
總經理	陳芝宇
社長	羅國俊
發行人	林載爵

行政院新聞局出版事業登記證局版臺業字第0130號

本書如有缺頁，破損，倒裝請寄回台北聯經書房更換。　ISBN 978-957-08-7487-7 (平裝)
聯經網址：www.linkingbooks.com.tw
電子信箱：linking@udngroup.com

國家圖書館出版品預行編目資料

自律神經失調全圖解：壓力大才是主因！一本真正改善失調症狀的修復全書/小林弘幸著．游韻馨、劉格安譯．初版．新北市．聯經．2024年11月．144面．14.8×21公分（健康力）
譯自：自律神経 今日から整う！医学部教授が教える最新1分体操大全
ISBN 978-957-08-7487-7（平裝）

1.CST：自主神經系統疾病 2.CST：健康法

415.943 113013455